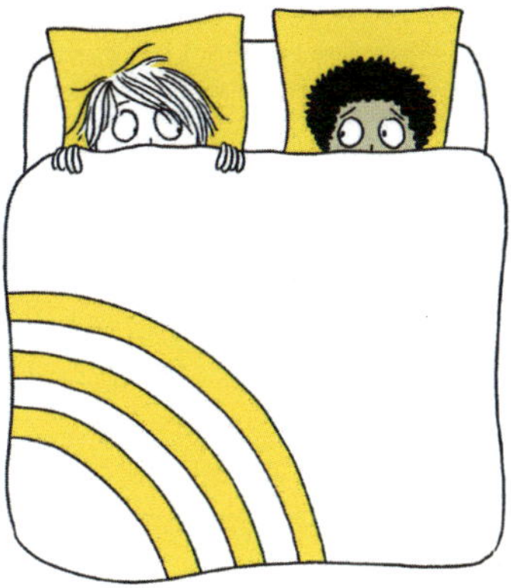

De la même auteure :
Jouir d'avoir mal, La Musardine, 2021

Comment peut-on (encore) être médecin?,
2010, Mille et Une Nuits/ Fayard

*Le premier homme de ma vie,
onze femmes racontent leur père*,
Robert Laffont, 2008

Avorter aujourd'hui, trente ans après la loi Veil,
Mille et Une Nuits/Fayard, 2005

Collection « Au bonheur des philosophes », 6 tomes parus :
Le Bonheur, *Le Temps*, *La Santé*, *L'Amour*, *Les Autres*, *L'Éducation*,
Éditions Aubanel, La Martinière, 2002-2003

Le livre de la tranquillité,
Éditions n° 1, 1998 / Le Livre de Poche, 2002

www.olivia-benhamou.com

Édition et suivi éditorial : Bleuenn Jaffres
Correction : Aude Clavel
Conception graphique : Mickaël Cunha

Planches anatomiques pp. 32-33 © Marie Dauverné et la CORPS féministe,
extrait de *Corps accord : guide de sexualité positive*, Montréal, Remue-ménage, 2019, p. 178.
Photo p. 35 *The Spice of Life* by Jamie McCartney © 2006
Affiche *Hymen et virginité* p. 59 © Maroussia Valin

92, avenue de France
75013 Paris – France
ISBN : 978-2-7491-7349-8
Dépôt légal : décembre 2021

Olivia Benhamou

Psychologue clinicienne,
psychothérapeute et sexologue

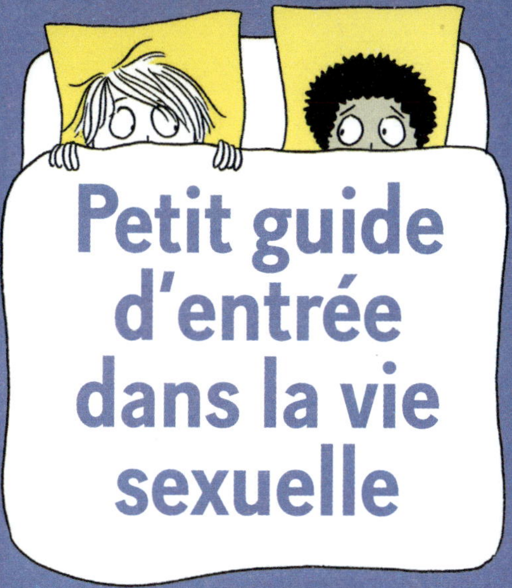

Petit guide d'entrée dans la vie sexuelle

Illustrations de Cathy Karsenty

le cherche midi

Ce petit guide est dédié à tou.te.s mes patient.e.s, les étudiant.e.s et les autres, qui m'honorent chaque jour de leur confiance et font de ma vie professionnelle un passionnant voyage.

À Eve et Tristan, à qui j'aimerais tant que ce guide soit utile.

Sommaire

Pourquoi des consultations de sexologie à l'université ?

Les services universitaires de médecine préventive et de promotion de la santé (SUMPPS) ont pour mission d'accompagner les étudiants tout au long de leur parcours pour favoriser l'égalité d'accès au savoir, l'amélioration de leurs conditions d'études et leur réussite.
Pour cela, la loi prévoit la mise à disposition dans les établissements d'enseignement supérieur d'équipes pluridisciplinaires, médico-psycho-sociales réalisant des entretiens préventifs et des actions de sensibilisation, d'information et de réduction des risques. Selon les besoins des étudiants, des consultations de soins et des intervenants spécialisés s'associent à ces équipes. Et dans tous les cas, la parole de l'étudiant et ses préoccupations priment.
La vie affective et sexuelle n'étant enseignée nulle part, les questions qui se posent depuis le début de la puberté deviennent plus pressantes à cet âge de la vie, laissant chacun seul face à ses inquiétudes, loin du giron familial, dans des situations quotidiennes et festives... Outre sa mission de prévention et de réduction des risques, le rôle du SUMPPS est de proposer un étayage et des ressources pour accompagner ces jeunes adultes lorsqu'ils sont en difficulté.
Donner une vraie place à leur vie affective et sexuelle, c'est autoriser chacun à vivre pleinement sa vie d'adulte, mais aussi offrir un cadre de réflexion et d'échange autour de l'intimité. C'est la possibilité de questionner le rapport à soi-même, à l'autre, les moyens de se préserver et de faire respecter ses choix. Comment, alors, ne pas proposer de consultation de sexologie à l'université ?

Dr Judith Fischer
Médecin directeur du SUMPPS de Rouen

Informer, sensibiliser et prévenir

Ces dernières années, le monde de la sexologie a connu des bouleversements : intrusion de la pornographie et d'une « éducation » sexuelle 2.0 auprès de la jeunesse ; réalité des violences sexuelles et des outrages sexistes ; méconnaissance des besoins liés aux dysfonctions sexuelles ; santé sexuelle et vie intime, nouveaux marqueurs de santé globale...

La Stratégie nationale de santé sexuelle 2017-2030 – à laquelle participe l'AIUS – a ainsi priorisé la prévention avec la lutte contre les IST, les inégalités/violences/discriminations sexuelles, et plus globalement, tous les comportements sexuels inappropriés ou à risque. Pourtant, très peu a été fait pour favoriser une sexualité saine et épanouie chez les étudiant.e.s, dans une période charnière où se fait l'apprentissage de la vie sexuelle et de couple.

Ce guide répond aux multiples besoins d'information et de sensibilisation sans se concentrer sur les aspects négatifs. Il souligne le rôle clé de l'éducation mais aussi du dialogue, du partage et du respect. En apportant des conseils très pratiques, notamment sur la préservation de la santé sexuelle et de son corollaire, la vie intime et affective, composante à part entière du bien-être, il innove en abordant trois domaines essentiels de la santé sexuelle et intime : la prévention avec l'éducation, le prendre soin ou *care*, le traitement ou *cure*.

Merci à Olivia Benhamou pour ce guide d'entrée... pas « petit » mais très utile !

Dr Pierre Bondil, président de l'AIUS
(Association interdisciplinaire
post-universitaire de sexologie)

aius

Pourquoi ce guide ?

Dans le cadre de mes consultations en psycho-sexologie au service de médecine préventive de l'université de Rouen, je rencontre des jeunes adultes de 18 à 30 ans, qui s'interrogent sur différents aspects de leur sexualité et sur l'écho que celle-ci trouve en eux.elles. Parce que la sexualité se vit sous forme de pensées, de désirs, de comportements et de pratiques propres à chacun.e : la sexualité est un domaine très vaste et complexe, qui nous occupe tout au long de l'existence et mérite qu'on lui accorde une attention particulière.
Vos questions illustrent bien la diversité des champs concernés par la sexualité : phobie de la grossesse, pression exercée par le.la partenaire, douleurs à la pénétration, crises d'angoisse lors des moments d'intimité sexuelle, interrogations sur l'orientation et l'identité sexuelles, peur de « mourir puceau », complexes physiques, visionnage compulsif de pornographie, peur de la première fois, inhibitions, éjaculation prématurée, antécédents d'abus sexuels, dépendance affective... les sujets abordés sont innombrables, et révèlent l'ampleur des angoisses liées à la sexualité.

N'ayant pas ou trop peu d'interlocuteur.rice.s à qui vous adresser, vous n'osez le plus souvent pas poser vos questions. La honte et la peur, les tabous liés à l'éducation, à la culture, aux discours familiaux et aux représentations de « la norme »... vous en empêchent. Gardées pour vous, cachées, ces interrogations génèrent un mal-être psychologique global. Ce guide est né de ce constat et s'inscrit dans une optique de santé publique, orientée sur la prévention en santé sexuelle. Je vous propose donc d'aborder ici toutes ces questions de manière à la fois précise, simple et directe, et d'y apporter des réponses ou, au moins, des pistes de réflexion destinées à rendre votre entrée dans la vie sexuelle la plus agréable et la plus sécure possible ! Puisse cette lecture vous être utile, vous permettre de dédramatiser vos inquiétudes quant à la sexualité, et vous montrer que vous n'êtes pas seul.e face à ces sujets. La sexualité est et doit rester un pan joyeux de votre vie !

1

Existe-t-il une norme sexuelle ?

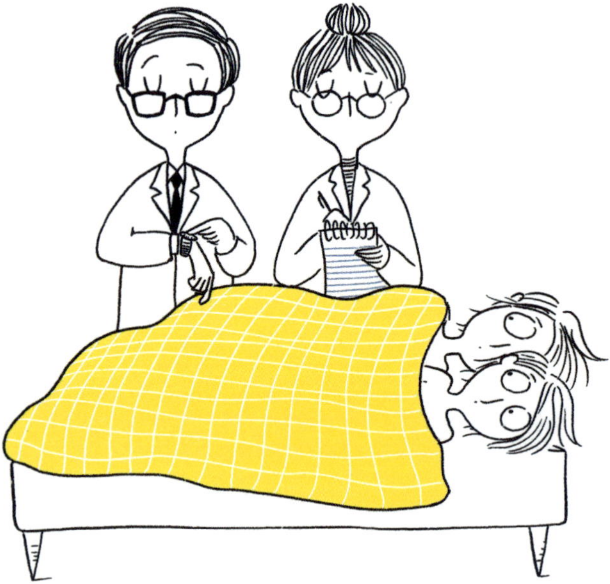

Si l'on devait retenir LA question que tout le monde se pose en matière de sexualité, c'est : **est-ce que ce que je vis, ce que je désire, ce que je fantasme est NORMAL ?** Questions qui peuvent se décliner sous toutes les formes possibles : est-ce que la taille de mon pénis, la quantité de sperme que j'éjacule, la forme de mes mamelons, la longueur de mes petites lèvres... est normale? Est-ce que mon absence de désir spontané, la durée de mes rapports sexuels, mon besoin de me déshabiller dans le noir, mon envie d'être dominé.e/de dominer sexuellement est normal.e ? Etc.

Cette question de la norme est au cœur des inquiétudes et de la quête de repères que l'on vit lorsqu'on démarre sa vie sexuelle et continue à se poser, pour la plupart d'entre nous, pendant de longues années ensuite.

Cette interrogation est, en elle-même, parfaitement « normale » puisque la sexualité s'apprend en se vivant, et qu'il n'existe pas de mode d'emploi universel pour savoir quoi, comment et pourquoi envisager telle pratique, telle position, telle façon d'embrasser, de se déshabiller, de caresser le corps de l'autre... Ce besoin s'explique notamment sur le plan cognitif, car nous avons tendance à apprendre par mimétisme. Il est donc naturel de chercher à se comparer aux autres pour pouvoir se situer dans le groupe humain auquel nous appartenons et favoriser nos apprentissages.

C'est pourquoi les modèles véhiculés par la société sont si importants, puisqu'ils influencent durablement les codes esthétiques et les normes que nous intériorisons et que nous appliquons inconsciemment à nos façons d'être et de faire. En ce sens, l'impact de la pornographie est actuellement déterminant sur les représentations que l'on construit de la sexualité et les critères physiques et esthétiques à valoriser. C'est la pornographie qui incite, notamment, à l'épilation intégrale et à la pratique systématique du sexe oral et de la sodomie dès les premiers rapports sexuels.

Même s'il existe autant de manières de vivre sa sexualité que d'individus, il y a des moyennes statistiques[1], comme :

---

1 - Si vous êtes amateur de statistiques, je vous recommande le livre très drôle de Maïa Mazaurette *Ma vie sexuelle est plus grosse que la tienne* (Tana éditions, Paris, 2018), dont sont tirés ces chiffres, avec pour objectif de « corriger les idées reçues sur le sexe ».

- l'âge moyen du premier rapport sexuel : 17 ans ;
- la durée moyenne de la pénétration : entre 3 et 7 minutes ;
- le pourcentage moyen d'hommes et de femmes qui déclarent s'être masturbés : 95 % et 87 % ;
- le pourcentage moyen d'hommes qui aimeraient avoir un pénis plus gros : 45 %.

Malgré ces données chiffrées, il n'existe pas de norme sexuelle unique, qui correspondrait à ce qui «doit» être vécu. Si vous ne vous retrouvez pas dans la moyenne statistique, cela ne fait pas de vous quelqu'un d'anormal ! Comme dirait la sexothérapeute Emily Nagoski, « nous sommes tous pareils, tous différents, tous normaux[2] » !

Ce que les autres racontent de leur sexualité : du fantasme à la réalité !

Inévitablement, craintes et interrogations surgissent lorsqu'on commence à se comparer aux autres. Or, la comparaison repose nécessairement et exclusivement sur le discours (puisque théoriquement, vous n'êtes pas témoin de la vie sexuelle de vos ami.e.s !) et, comme chacun sait, « tout le monde ment[3] » – en particulier sur sa vie sexuelle. Des mensonges, et parfois une tendance à la vantardise, principalement destinés à enjoliver la réalité. Car personne ne peut prétendre avoir été parfaitement à l'aise lors de son premier rapport sexuel, ni au moment de se dévêtir devant son premier ou sa première partenaire.

On peut écouter les histoires que nous racontent les autres, on n'est pas obligé.e.s d'y croire pour autant ! Ce n'est donc pas un point de repère fiable, puisque tout le monde cherche à se rassurer sur ses « compétences » sexuelles relationnelles, en particulier au moment de ses premières expériences. Et au fond, c'est bien compréhensible.

---

2 - Emily Nagoski, *Je jouis comme je suis*, éditions Leduc, Paris, 2021.
3 - C'est d'ailleurs le titre du livre de Seth Stephens-Davidowitz, *Tout le monde ment... (et vous aussi !) – Internet et le Big Data : ce que nos recherches Google disent vraiment de nous*, Alisio, Paris, 2018.

Personne n'a envie d'exposer publiquement ses moments de doute, de déception et de honte.

Idées reçues sur le sexe

Le problème, c'est que tout cela génère **des malentendus et des idées reçues qui portent préjudice à la spontanéité idéalement requise par la rencontre intime et sexuelle.** Parmi celles que j'ai entendues le plus souvent, il faudrait absolument, pour les filles et les garçons : s'assurer de faire jouir son.sa partenaire pour être « un bon coup » et pour cela, avoir un (très) grand sexe (pour les garçons), et manifester bruyamment son plaisir (pour les filles), quitte à simuler !
Ces autoinjonctions, très exigeantes, sont aussi spécifiques à chaque sexe.
Ainsi, pour les filles, il faudrait :

- ne pas être une « étoile de mer » (frigide) ;
- avoir des orgasmes ultra puissants et répétés à chaque rapport sexuel, et si possible « squirter », c'est-à-dire avoir une émission « fontaine » ;
- pouvoir vivre des « plans Q » sans s'attacher ;
- savoir se forcer à avoir des rapports sexuels ;
- ne pas avoir trop de partenaires non plus, sinon on est une pute ou une « nymphomane ».

Pour les garçons, il s'agit de :

- « tenir » le plus longtemps possible ;
- avoir une érection « bien dure » ;
- avoir une éjaculation de sperme en grande quantité ;
- reproduire des scènes et des positions vues dans des films et en cumuler un maximum ;
- avoir beaucoup de désir sexuel et tout le temps envie.

Ces idées reçues traduisent des angoisses de performance qui peuvent, à elles seules, générer des troubles sexuels, notamment sous forme de douleurs chez les filles et de troubles de l'érection chez les garçons.

Pour vous en défaire, essayez de remplacer la locution «il faut», par «je veux». Au lieu de tenter de répondre aux attentes supposées (et que vous imaginez être celles) de votre partenaire, demandez-vous si ce que vous faites correspond réellement à ce que vous souhaitez.

L'autre moyen de sortir de ces autoinjonctions, qui aboutissent le plus souvent à des inhibitions sexuelles et à des blocages, consiste à **discuter simplement avec votre partenaire, en évoquant librement vos souhaits, vos craintes et vos difficultés. Seule la confiance et le respect mutuels garantissent la bonne qualité de vos relations sexuelles.**

Les fantasmes

Les fantasmes sexuels sont des productions imaginaires conscientes et/ou inconscientes qui génèrent du désir et de l'excitation. Ils peuvent surgir spontanément dans la journée, à partir d'une image ou d'un détail, ou être complètement déconnectés de leur contexte d'apparition. Ils peuvent être inspirés par un rêve érotique, par un extrait de film, par une lecture, ou par une sensation corporelle qui nous traverse, soudain. Ou par plein d'autres choses… **Les fantasmes ne se contrôlent pas, et relèvent avant tout de notre monde imaginaire.**

Les fantasmes remplissent aussi pour chacun une fonction propre: ils peuvent, par exemple, servir à activer, maintenir et prolonger l'excitation sexuelle et le plaisir; permettre de dépasser certaines inhibitions; renforcer positivement l'image de soi; compenser un sentiment de solitude ou un vide affectif; aider à traverser des moments de vie difficiles, à surmonter des pulsions sexuelles envahissantes…

Mais, aussi utiles et agréables soient-ils, nos fantasmes peuvent parfois être perturbants. On peut fantasmer, malgré soi, sur la petite amie de son meilleur ami, sur un professeur, sur son.sa voisin.e, sur une pratique sexuelle qui nous déroute…

En 1973, Nancy Friday, une féministe américaine, défraya la chronique en publiant *My secret garden*, une étude sur les fantasmes sexuels féminins. On y découvrait entre autres surprises que l'un des fantasmes les plus répandus chez les femmes était un fantasme de viol! Depuis, l'on s'est familiarisé avec l'idée que le fantasme est par nature transgressif et peut nous mettre en scène dans des circonstances particulièrement inavouables. Mais cette caractéristique reste à l'origine d'**une fréquente culpabilité, qui s'exprime à travers la question de la norme. Suis-je normal.e si je fantasme ceci ou cela? Se demander si nos fantasmes sont normaux revient à se demander si notre imagination est normale.**

En revanche, il est important de préciser que tous les fantasmes sont normaux (et permis) tant qu'ils restent des fantasmes. Seule la question de leur réalisation peut poser problème, lorsqu'il s'agit de fantasmes sexuels violents et/ou consistant en des pratiques sexuelles interdites par la loi (exhibitionnisme, pédophilie, voyeurisme...), soit toutes celles qui sont mises en œuvre au détriment ou à l'insu d'autrui.

À la question de savoir s'il faut ou si l'on peut réaliser ses fantasmes, la réponse est donc: oui, si cela vous fait du bien et fait du bien à votre partenaire, forcément consentant.e. Et non, s'ils peuvent causer du tort à quelqu'un (y compris à vous-même), ou vous amener à transgresser la loi.

2

Est-ce que la sexualité s'apprend ?

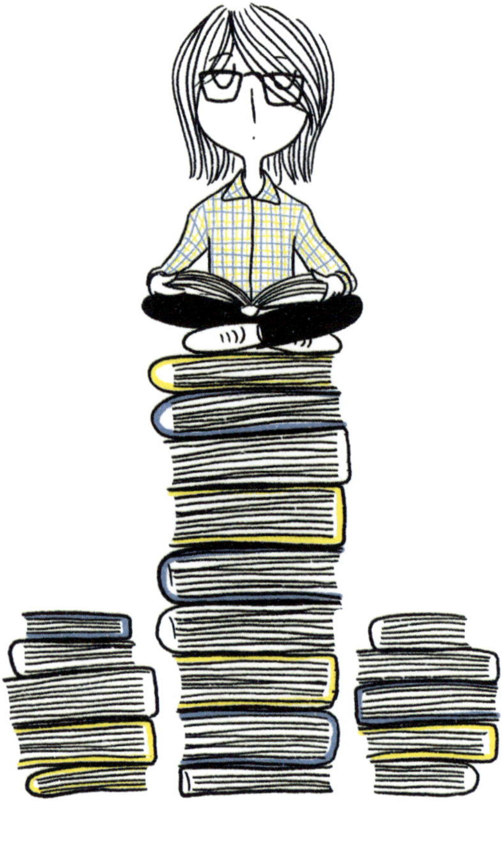

De l'éducation sexuelle officielle à Instagram

D'un côté, les cours d'éducation sexuelle dispensés dans les établissement scolaires restent focalisés sur ses dimensions biologiques et reproductives, et de l'autre, nous sommes abreuvé.e.s d'images pornographiques et d'une floraison de discours sur la sexualité tenus dans les médias et sur les réseaux sociaux par d'illustres inconnu.e.s qui tirent une popularité de leur autoproclamation d'« expert.e.s du sexe ».

Sur Instagram par exemple, on trouve le pire comme le meilleur, même si certains comptes ont le mérite d'alimenter depuis peu la réflexion sur des sujets jusqu'alors jugés tabous, comme @jouissanceclub, consacré au plaisir sexuel pour tous, @lescouillessurlatable, qui aborde la sexualité du point de vue masculin, ou @gangduclito, qui milite pour la démocratisation de la masturbation féminine. Les auteur.e.s de certains de ces comptes ont d'ailleurs publié des livres très intéressants en matière d'éducation sexuelle[4].

Malgré ces initiatives novatrices et utiles, il faut bien reconnaître l'existence d'un paradoxe, un grand écart entre la panique morale et pudibonde de nombreux adultes, qui rend si aléatoire l'éducation sexuelle officielle, et l'hypersexualisation de notre société.

Ce double mouvement alimente aujourd'hui encore l'inquiétude, en particulier au moment de l'entrée dans la vie sexuelle, du fait de messages sociétaux contradictoires. Il faudrait à la fois être sexuellement performant.e, obtenir des orgasmes à chaque rapport sexuel, accepter toutes les pratiques (comme dans les films pornos), etc., sans pour autant pouvoir parler de soi et de ses questionnements pourtant légitimes au sujet de la relation intime à l'autre, de ses désirs, de ses limites, de ses craintes, dans le cadre de cours d'éducation sexuelle ou d'ateliers dédiés à la vie affective et sexuelle, qui pourraient pourtant être facilement proposés aux jeunes.

4 - Jüne Plã, *Jouissance club – Une cartographie du plaisir*, Marabout, Paris, 2020 ; Victoire Tuaillon, *Les couilles sur la table*, Binge Audio, Paris, 2019.

« Apprendre la sexualité » : le rôle majeur du Dr Carpentier

En 1971, un garçon et une fille, élèves de terminale, sont surpris en train de s'embrasser dans leur lycée de région parisienne. L'administration scolaire réagit par un courrier aux parents destiné à les sanctionner. Leurs camarades de classe vont alors chercher du soutien auprès du docteur Jean Carpentier, médecin généraliste du secteur connu pour son ouverture d'esprit. Avec et pour les élèves, il rédige un tract intitulé *Apprenons à faire l'amour, car c'est le chemin du bonheur, c'est la plus merveilleuse façon de se parler et de se connaître !*, qui sera distribué quelques semaines plus tard à la sortie du lycée.

Il y est question d'informations anatomiques et physiologiques mais aussi de savoir-faire en matière de caresses, de recherche du plaisir, des bénéfices de la masturbation, de la sexualité homo et hétérosexuelle, de la nécessité des moyens de contraception modernes (il faudra attendre la loi Neuwirth, en 1967, pour que soit légalisée la pilule). « Comme le reste, on apprend à faire l'amour et on fait des progrès ! » écrit le professeur Carpentier.

Pour comprendre la modernité de ce propos, il faut se replonger dans le contexte socio-politique de l'époque, dominé par un ordre moral et religieux qui verrouille depuis des siècles la parole sur la sexualité, réduite à sa dimension reproductive, et la cantonne au confessionnal. Pourtant, Mai 1968 est passé par là, et le mouvement de la libération sexuelle est bien en marche, avec à sa tête le Mouvement français pour le planning familial, qui milite pour le droit à la contraception et la légalisation de l'avortement. Malgré ce contexte sociétal en pleine mutation et le soutien de certains de ses collègues sensibles à cette initiative d'avant-garde, le Dr Carpentier sera poursuivi à cause de son tract pour « outrage aux bonnes mœurs » et « incitation des mineurs à la débauche », et condamné par l'Ordre des médecins à un an d'interdiction d'exercice de la médecine.

Décider pour soi, ne pas se laisser imposer de modèles sociétaux dans son intimité

En vous écoutant me parler de sexualité, j'ai pris la mesure de votre absence de repères pour en déterminer votre propre vision, dans toute sa singularité. **Ce qui vaut pour l'un.e ne vaut pas forcément pour tous, c'est pourquoi la question de la norme, qui reste au cœur de vos interrogations, doit être relativisée. Même si nous vivons dans une société donnée qui influe sur notre représentation de ce qui doit constituer la sexualité, il est important de pouvoir se centrer sur soi, pour ne pas être pris à notre insu dans des comportements qui relèvent d'un conformisme social beaucoup plus que d'un choix individuel ou de couple.**

Si autrefois, en France, les hommes et les femmes s'en remettaient à leur curé pour savoir quoi et comment faire en matière de sexualité[5], on peut considérer que la soumission aux normes véhiculées aujourd'hui, notamment par la pornographie, mais aussi par la publicité, les vidéos clips de certains artistes, etc., est tout aussi délétère pour l'affirmation de soi et de ses aspirations érotiques personnelles.

Les jeunes, la sexualité et internet

Une étude sociologique récemment parue[6] montre que vous faites usage d'internet pour votre sexualité de manière beaucoup plus constructive que ne l'imaginent vos parents et les adultes en général. Vos recherches se font principalement au fil de vos expériences, en lien avec une curiosité ou une inquiétude précise.

---

5 - Martine Sevegrand, *L'amour en toutes lettres – Questions à l'abbé Viollet sur la sexualité, 1924-1943*, Albin Michel, Paris, 1996.

6 - Yaëlle Amsellem-Mainguy et Arthur Vuattoux, *Les jeunes, la sexualité et internet*, Les Pérégrines, Paris, 2020.

Au cœur des sujets abordés et auxquels vous cherchez des réponses concrètes : comment se préparer au premier rapport sexuel, comment se masturber, comment embrasser, comment caresser, quels préliminaires, quelles positions sexuelles, quelles pratiques : est-ce que la sodomie et le sexe oral sont des « pratiques normales » ? Les auteurs de cette étude constatent que la recherche d'information et l'initiation à la pornographie sont concomitantes. Ce qui n'est pas un problème en soi, si tant est que vous puissiez prendre un peu de recul par rapport à ce qui est montré dans ces films.

Pourquoi regarde-t-on de la pornographie ? Et quelle influence a-t-elle sur notre représentation de la sexualité ?

On ne peut nier que la pornographie représente un modèle du rapport sexuel, qui trouve largement sa place dans notre société, du fait de la quasi-absence d'une éducation sexuelle qui dépasserait les simples aspects reproductifs et biologiques de la sexualité. **On peut donc critiquer la pornographie et la condamner purement et simplement, en la jugeant immorale. Mais ce serait ignorer le fait qu'elle permet de se faire une première représentation mentale des activités sexuelles, et d'en proposer un modèle, si imparfait soit-il.**
La pornographie peut permettre d'explorer son intimité, et d'expérimenter l'excitation sexuelle et le plaisir sexuel, par le biais d'un visionnage simple ou accompagné de masturbation. Elle peut ainsi donner l'occasion d'observer les différentes réactions de son corps en état d'excitation et de plaisir sexuel.
La pornographie peut aussi apprendre à mieux se connaître, à accompagner la découverte de ses propres goûts et intérêts sexuels : ce que l'on souhaite, ce que l'on peut accepter et ce que l'on ne veut pas du tout. Cela peut être un moyen de fixer des limites à nos pratiques sexuelles.

La pornographie peut aussi aider à avancer dans la réflexion sur sa propre orientation sexuelle et favoriser certaines prises de conscience à ce sujet.
Enfin, la pornographie peut être le point de départ d'une discussion sur la sexualité dans le couple, elle peut favoriser la communication, et aider à parler de ses goûts et de ses dégoûts dans le champ de la sexualité. Elle peut ainsi faciliter le dévoilement de ses préférences sexuelles.

Quels sont les inconvénients et les éventuels dangers de la pornographie ?

Le principal inconvénient de la pornographie est de donner une image très réductrice de la sexualité, avec des zooms sur des parties du corps, sur fond de scénarios très pauvres pour ne pas dire inexistants. **Dans la pornographie, ce qui compte avant tout c'est de provoquer l'excitation : la façon de filmer les corps, en gros plans, vise cet unique objectif. La sexualité qu'on y voit est totalement déconnectée de sa dimension affective et relationnelle. Il n'y a ni caresses, ni tendresse, ni communication entre partenaires au sujet du consentement, ni moments de maladresse...** La pornographie *mainstream* (par opposition au porno éthique et féministe qui commence à se développer) ne reflète pas la réalité de ce que l'on vit dans la sexualité relationnelle réelle.
Les images mises en avant par la pornographie peuvent être vécues comme intrusives et agressives, et générer du dégoût pour la sexualité, en en donnant une image purement mécanique, désincarnée.
La pornographie peut aussi induire une fausse représentation de ce que serait la norme anatomique, avec des modèles de corps qui excluent la diversité.
Par exemple, vous êtes nombreux.ses à vous interroger sur la norme concernant vos parties génitales : il y a souvent une focalisation, chez les filles, sur la taille de leurs petites lèvres, souvent jugées trop grandes et, chez les garçons, sur la taille de leur sexe,

souvent jugé trop petit, en comparaison de ce qui est montré dans les films pornos.

Certain.e.s s'imposent des épilations intégrales parce que c'est une pratique couramment valorisée par l'esthétique pornographique, alors qu'en termes d'hygiène et de santé, l'épilation intégrale peut s'avérer très dangereuse sur le plan dermatologique et favoriser l'apparition d'infections et d'abcès. Et puis cet idéal esthétique est vraiment discutable !

Il est important de rappeler qu'il existe une grande variété anatomique et que les critères esthétiques retenus par la pornographie ne reflètent pas du tout cette diversité, qui est parfaitement normale !

Dans les films pornos, il n'y a jamais de pannes, de troubles de l'érection ou de difficultés sexuelles, de femme qui refuse la pénétration, ou d'homme qui éjacule précocement par exemple, alors que cela est très fréquent dans la réalité : en cela, **la représentation de la sexualité véhiculée par la pornographie est mensongère et peut générer des angoisses de performance, en donnant l'illusion que les dysfonctions sexuelles n'existent pas.** C'est une forme de falsification de la réalité, si tant est que l'on prenne ce que l'on voit au pied de la lettre, c'est-à-dire comme un modèle de référence absolu.

L'erreur peut être aussi de vouloir adopter ce que montre un film porno comme un modèle unique de script sexuel, comme si tout rapport sexuel devait systématiquement comporter du sexe oral, anal et vaginal pour être un « vrai rapport sexuel ». La sexualité non pénétrative, la sensualité, les caresses, le climat affectif et sécure, pourtant indispensables au bon déroulement d'un moment d'intimité sexuelle partagée, y sont inexistants.

J'ajoute qu'une grande consommation de pornographie peut entraîner, à force de faire l'impasse sur son propre imaginaire érotique, le fait de ne plus pouvoir s'en passer ensuite pour éprouver de l'excitation autrement, par exemple, en inventant dans sa tête, ses propres scénarios érotiques.

Enfin, le visionnage exclusif de films pornographiques peut devenir un refuge, lorsqu'on a peur d'aller vers les autres, parce que l'on craint de « ne pas assurer » sur le plan sexuel avec un.e partenaire. Et l'angoisse peut augmenter au fur et à mesure que le temps passe sans rencontrer de partenaire amoureux.se et sexuel.le dans la vie réelle. Sachez que ce que vous vivrez dans la réalité dépend surtout de la qualité de la relation que vous avez avec votre partenaire, et notamment de votre confiance mutuelle, pour découvrir ensemble une sexualité partagée, bien loin des clichés performatifs de la pornographie. Mais, si vous n'arrivez pas à surmonter vos craintes et votre anxiété anticipatrice, le fait de pouvoir en parler à un professionnel pourra vous aider à dépasser ce blocage, en en comprenant l'origine, pour vous.

Comment savoir si l'on est dépendant à la pornographie ?

Le visionnage de films pornographiques sur internet se caractérise par ce que des chercheurs américains ont nommé le « Triple A : Accessibilité-Abordable (c'est-à-dire gratuit)-Anonyme » : ces trois critères rendent la consommation de pornographie très facile et donc particulièrement addictogène. Ils peuvent, dans certains cas, la rendre semblable à une dépendance à un produit comme de la drogue par exemple.

Alors, lorsqu'elle s'impose et que l'on ne peut plus s'en passer, quitte à mettre en péril une relation, ses études, sa vie sociale, et familiale, ou lorsque l'on renonce à des activités que l'on aime habituellement pour s'isoler dans le but de regarder de la pornographie, c'est qu'il y a un problème. Il y a également matière à s'inquiéter si le fait de consommer de la pornographie devient un frein, ou entretient une impossibilité à rencontrer des partenaires amoureux.ses et sexuel.le.s.

Pour comprendre votre rapport à la pornographie, posez-vous les questions suivantes

- Qu'aimez-vous et que recherchez-vous particulièrement dans la pornographie ?
- Qu'est-ce que le fait de regarder de la pornographie suscite en vous en termes de sensations, d'émotions, de pensées… ?
- Avez-vous le sentiment que votre consommation de pornographie vient combler un vide dans votre vie ?
- Pouvez-vous contrôler votre désir de regarder de la pornographie ?
- À quels besoins répond cette pratique, pour vous ?

Si vous êtes en difficulté pour répondre à ces questions, ou si le fait d'y réfléchir suscite un malaise, n'hésitez pas à prendre rendez-vous avec un.e professionnel.le formé.e en sexologie. Vous n'êtes pas seul.e à rencontrer ces difficultés et il y a des solutions. Mais elles sont toujours individuelles et adaptées à votre situation.

Que nous apprend la sexologie ?

Maintenant que la sexologie est devenue une discipline à part entière – depuis 1973 – et qu'elle est enseignée à l'université, que des recherches peuvent être menées sur le sujet, et que la prévention en santé sexuelle est devenue une priorité de santé publique, l'idée de consulter un.e sexologue se démocratise : l'augmentation exponentielle des demandes de rendez-vous en témoigne.

Dans le cadre de cette formation, on découvre que la sexualité s'apprend, qu'elle n'est pas innée, qu'elle reste encombrée de clichés et de normes limitantes, et qu'elle pourrait pourtant être un terrain de jeu et de créativité infini. Pour pouvoir l'investir, **l'idéal serait de pouvoir se débarrasser de nos préjugés, de nos inhibitions, des tabous et des représentations qui nous ont été transmis, pour vivre nos propres expériences et en tirer, pour soi-même, un enseignement sur ce qui nous plaît, sur ce qui motive notre désir et sur ce qui l'éteint. Et il faut bien une vie entière pour tout ça! Rien d'inquiétant donc à tâtonner, à hésiter, à douter lorsque l'on fait ses premiers pas dans l'univers palpitant et nouveau de la sexualité relationnelle.**

3

Le sexe, comment ça marche ?

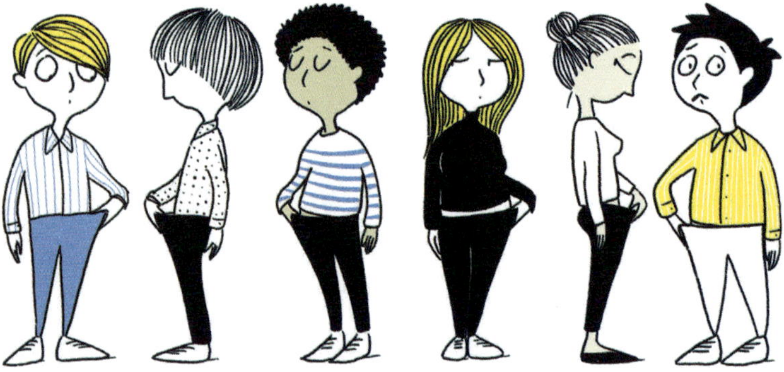

Quelques notions utiles d'anatomie

Au cours de vos années de collège et de lycée, vous avez forcément vu des schémas anatomiques des parties génitales (internes et externes) féminines et masculines. Que vous en reste-t-il ?

L'anatomie génitale féminine

Pour rappel, voici les schémas des parties génitales externes et donc visibles, de la femme.
Les principaux éléments à mémoriser sont à l'intérieur de cet ensemble qu'on appelle la vulve, de haut en bas : le gland du clitoris (seule partie visible de cet organe en réalité beaucoup plus grand), le méat urinaire, les grandes lèvres, les petites lèvres, le vagin, le tout encadré en haut par le pubis et en bas par l'anus.

L'anatomie génitale masculine

Chez l'homme, les principaux éléments visibles sont le pénis, constitué de corps érectiles dits corps caverneux et corps spongieux (qui se gonflent de sang lors de l'érection), surmonté du gland – sa partie la plus sensible – et les testicules. À l'état flaccide (au repos), le gland du pénis est recouvert du prépuce, absent chez les hommes circoncis.

Les variations anatomiques : l'intersexuation

Les personnes intersexes représentent une partie non négligeable de la population (17 naissances sur 1 000, soit une fréquence équivalente à celle des personnes rousses). Elles ont des caractéristiques sexuelles physiques particulières.
Du fait d'un développement embryonnaire atypique, de variations génétiques et/ou hormonales, le processus de différenciation sexuelle prénatale donne lieu à des caractères sexuels mixtes ou partiels. Par exemple, un vagin incomplet ou un micropénis...

DÉTAILS DU CLITORIS ET DE LA VULVE

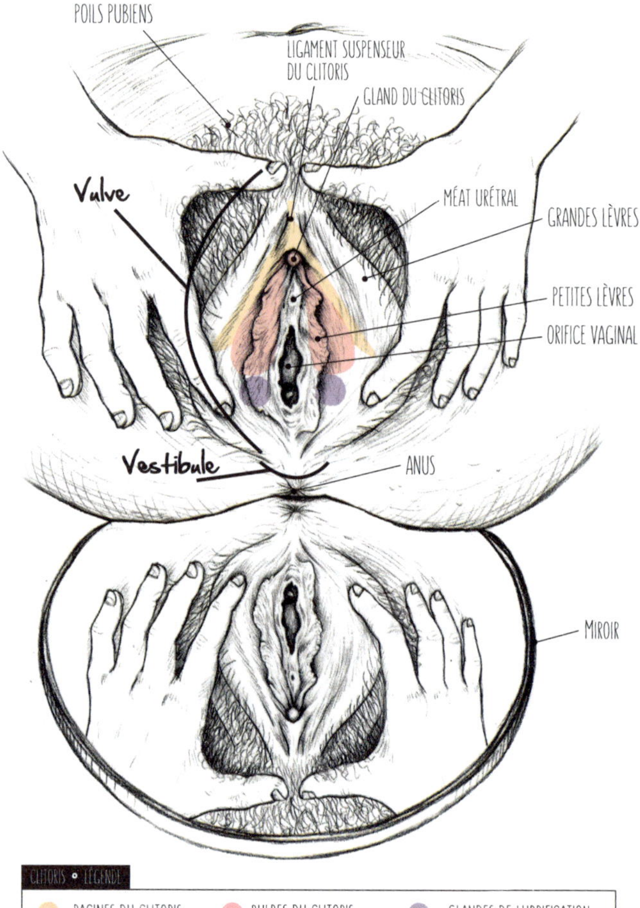

CLITORIS • LÉGENDE

RACINES DU CLITORIS — BULBES DU CLITORIS — GLANDES DE LUBRIFICATION

ORGANES SEXUELS MASCULINS

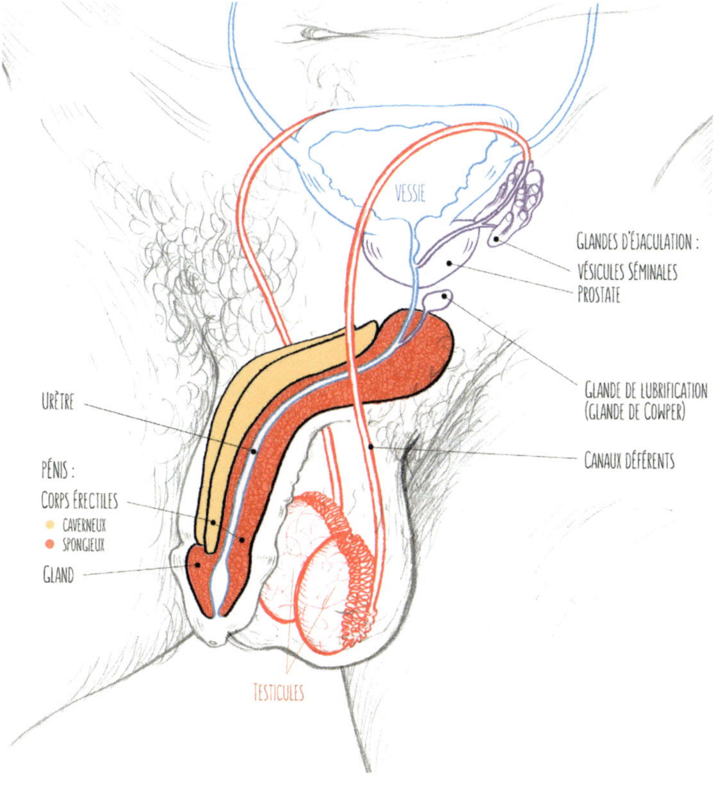

L'ambiguïté des organes génitaux induit des difficultés en termes de définition de genre, tant que l'on reste dans un système binaire homme/femme.

La norme anatomique?

Indépendamment de ces particularités, vous êtes nombreux.ses à vous interroger sur l'aspect « normal » de votre anatomie génitale. Lorsqu'elles se posent, vos questions tournent toujours autour de la taille et de la forme de vos organes génitaux. Et la réponse est toujours la même : **il existe autant de formes et de tailles de vulves et de pénis, de grandes et de petites lèvres, de testicules... que d'êtres humains sur cette terre!**

Certain.e.s d'entre vous ont également du mal à s'approprier cette partie de leur corps, la trouvant « sale » ou « laide ». Malgré les discours actuels plus ouverts sur la sexualité et l'acceptation des corps, comme celui du mouvement Body Positive, il nous reste du travail pour accepter ces parties du corps longtemps jugées « honteuses ».

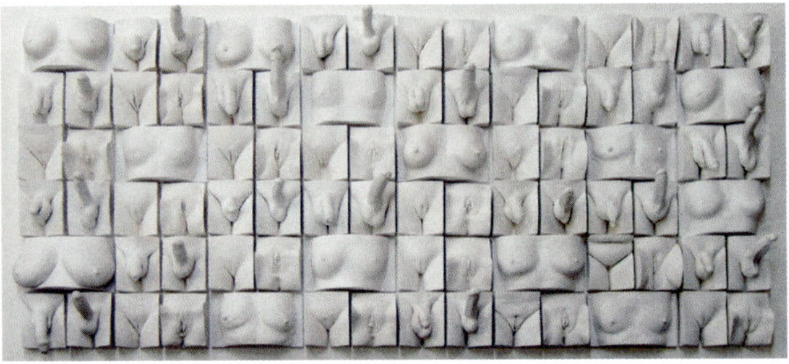

Jamie McCartney, *The Spice of Life, 2006*

Quand l'art montre la diversité des sexes

L'existence d'institutions comme le tout nouveau Vagina Museum, à Londres (ouvert en mai 2021), témoigne d'une volonté d'émancipation et de revendication d'une fierté attachée à la diversité du corps sexué. Il n'a malheureusement pas d'équivalent masculin en dehors du très original Musée national des phallus, à Reykjavik en Islande, qui réunit les organes génitaux masculins de tous les mammifères du pays ! Mais il n'est donc pas spécifique du pénis humain.

En 2009, la photographe américaine Frannie Adams a consigné dans *Pussy Portraits* des photos de femmes en montrant côte à côte une photo de leur visage et de leur vulve.

En 2011, l'artiste anglais Jamie McCartney[7] a créé le buzz en dévoilant son « grand mur des 400 vulves », présentant des moulages de vulves de femmes de 18 à 76 ans, mettant en avant la diversité anatomique féminine : « Trop de femmes sont anxieuses vis-à-vis de l'apparence de leurs parties génitales, je voulais leur montrer qu'elles ressemblent toutes à la "normale" ! »

Sur un échantillon moins vaste, il a également réalisé l'équivalent pour le sexe masculin, avec des moulages de pénis au repos et en érection, afin de donner un exemple des différentes formes et variations anatomiques de l'organe génital masculin.

7 - https://jamiemccartney.com/

La physiologie de la sexualité et du rapport sexuel

Ce dont il va être question ici concerne moins l'anatomie elle-même que la manière dont ces parties du corps réagissent à l'excitation et au plaisir sexuels.

D'après les recherches du gynécologue William Masters et de la psychologue Virginia Johnson, le cycle de la réponse sexuelle est constitué de quatre phases : l'excitation, le plateau, l'orgasme et la résolution.

- L'excitation commence avec le début des premières stimulations sexuelles et aboutit à la phase de plateau.
- Le plateau désigne la poursuite de la tension sexuelle et des manifestations physiologiques ayant débuté pendant l'excitation.
- L'orgasme correspond à une expérience de grand plaisir et s'accompagne d'un débordement de sensations.
- Enfin, la phase de résolution correspond à une période de relâchement et de détente profonde dont la durée varie selon les individus et leur âge.

À chaque phase correspondent des réactions spécifiques des corps féminin et masculin qui s'enchaînent naturellement.

Les « maîtres du sexe » : Masters & Johnson

Dans les années 1950 aux États-Unis, le gynécologue William Masters et son acolyte la psychologue Virginia Johnson ont été les premiers chercheurs à s'intéresser à la physiologie de la sexualité, c'est-à-dire à la manière dont le corps réagit aux stimulations sexuelles. En dix ans, ils ont observé et enregistré en laboratoire environ 10 000 rapports sexuels de quelque 700 hommes et femmes. Cette recherche inédite a donné lieu à la publication en 1966 de leur premier livre : *Human Sexual Response*, paru en français en 1968 sous le titre *Les Réactions sexuelles.*

En voici un petit résumé :

Chez la femme, le clitoris, le vagin, l'utérus, la vulve, les seins sont modifiés par l'excitation sexuelle. Le clitoris augmente de volume, la lubrification vaginale apparaît quelques secondes après le début de l'excitation, l'utérus s'élève progressivement, les grandes lèvres s'écartent et les petites lèvres gonflent, les bouts de seins durcissent. Par ailleurs, le rythme cardiaque, la fréquence respiratoire et la transpiration augmentent, des rougeurs peuvent apparaître sur la peau au niveau de la poitrine, du cou, du visage et du ventre. Pendant la phase de plateau s'ajoutent des contractions involontaires du sphincter anal, une sécrétion de lubrifiant et une augmentation des réactions débutées pendant la phase d'excitation. Enfin, l'orgasme donne lieu chez la femme à un plaisir intense qui s'accompagne de contractions rythmiques involontaires vaginales et anales. La résolution permet un retour à la normale de toutes les constantes.

Chez l'homme, le pénis, le scrotum (enveloppe des testicules), les testicules et l'anus réagissent à l'excitation sexuelle. L'érection peut intervenir rapidement au début tout en étant instable, les testicules remontent vers le périnée, le rythme cardiaque augmente rapidement. Lors de la phase de plateau, l'érection se stabilise, la couronne du gland augmente de volume et se colore plus intensément, les testicules augmentent de volume, les mamelons durcissent et le sphincter anal peut se contracter involontairement. De même que chez la femme, les rythmes respiratoire et cardiaque augmentent, ainsi que la tension musculaire globale. Une sécrétion lubrifiante peut être produite et parfois abondamment. L'orgasme donne lieu à des spasmes des corps caverneux, du corps spongieux et des muscles entourant la base du pénis, provoquant l'expulsion du sperme (éjaculation), et à des contractions involontaires et spasmes musculaires de tout le corps. Des rougeurs fortes et étendues apparaissent sur la peau au niveau du thorax, du cou, du visage, du front, des épaules. La respiration est haletante et forte et le rythme cardiaque élevé. Le retour à la normale de la phase de résolution est souvent plus lent que chez

la femme, le pénis perd rapidement sa vasocongestion et retrouve son état flaccide et sa taille au repos. Il n'est pas rare que les hommes s'endorment après l'orgasme.
Ces descriptions reflètent ce qui passe généralement, mais là encore, des variations peuvent apparaître dans les réactions de chacun.e, sans être pour autant anormales ! J'ajoute que de nombreuses pratiques sexuelles peuvent permettre aux individus de faire l'expérience de ces différentes phases, qui ne reposent pas nécessairement sur la pénétration et concernent chacun.e, quelle que soit notre orientation sexuelle.

À quoi reconnaît-on son excitation sexuelle ?

On pourrait dire pour commencer que l'excitation sexuelle est la traduction physique et corporelle du désir sexuel qui, lui, relève davantage du champ psychique, même si des facteurs physiques peuvent le favoriser ou au contraire l'inhiber.
Dans les années 1980, les chercheurs américains Ezequiel Zylberberg et Simon Ellison ont conçu un modèle dit de « satisfaction subjective », qui présente l'intérêt de distinguer l'excitation sexuelle physiologique et l'excitation sexuelle subjective, c'est-à-dire l'excitation sexuelle manifestée par le corps, et l'excitation sexuelle reconnue et identifiée comme telle par l'individu. **Ce qui signifie que l'on peut avoir des manifestations physiques d'excitation sexuelle sans pour autant les percevoir et les associer à cet état.**
Ceci est d'autant plus pertinent pour les filles, pour des raisons anatomiques évidentes. L'érection d'un garçon ne peut passer inaperçue, et la vue de son propre sexe en érection est d'ailleurs l'un des facteurs qui contribue à alimenter l'excitation sexuelle. Ce qui explique d'ailleurs que l'expérience de l'excitation sexuelle subjective soit souvent bien plus précoce chez les garçons que chez les filles[8].

8 - Les statistiques concernant la pratique masturbatoire à l'adolescence confirment ce constat. L'enquête ACSF (Les comportements sexuels des jeunes français de 15 à 18 ans – 1995) révèle que le pourcentage de filles qui déclarent s'être masturbées au moins une fois est de 40 % contre 90 % chez les garçons de la même tranche d'âge.

Les signes physiques de l'excitation et les spécificités garçons/filles

Les signes physiques de l'excitation s'accompagnent de sensations parfois diffuses, comme des frissons au niveau des parties génitales mais aussi ailleurs dans le corps. Il peut être difficile de les identifier, surtout si l'on a tendance à réfréner son désir sexuel pour des tas de raisons évoquées précédemment…

Chez les garçons

L'érection est la manifestation la plus visible de l'excitation sexuelle masculine. Elle peut arriver de manière involontaire, spontanée et incontrôlable (la nuit notamment, mais pas seulement). Certaines érections peuvent donc se produire hors de tout contexte d'excitation sexuelle.

L'érection résulte de la circulation sanguine qui s'accélère : les corps caverneux et spongieux qui contiennent une multitude petites cavités serrées les unes contre les autres se remplissent alors de sang, ce qui provoque l'allongement et le durcissement du pénis.

En dehors de l'érection, chez les garçons, **l'excrétion de liquide préséminal** (fabriqué par les glandes de Cowper) est aussi un signal de l'excitation. Cette sécrétion translucide et visqueuse est destinée à lubrifier l'urètre pour faciliter le passage du sperme. Sa quantité varie selon les individus. Elle est parfois confondue avec l'éjaculation du fait d'une production en grande quantité.

J'ai rencontré de nombreux jeunes hommes qui s'inquiétaient de cette production jugée excessive. Bien que je n'aie réussi à trouver aucune étude scientifique sur ce sujet, on peut formuler l'hypothèse d'un lien entre anxiété, difficulté de gestion de son excitation, et « surproduction » de ce liquide préséminal. Car tous les garçons rencontrés qui se plaignent de ce phénomène sont également incommodés par une transpiration jugée excessive, notamment dans les situations qui les mettent mal à l'aise (transports en commun, exposé oral devant un public...). Mais cela reste une hypothèse.

Chez les filles

En cas d'excitation sexuelle, la lubrification vaginale s'amorce rapidement. Elle provient de la transpiration d'un liquide à travers les parois vaginales par un phénomène de « transsudation ». Cette sécrétion se répand sur les parois du vagin puis recouvre les lèvres et l'orifice vaginal. La quantité de lubrifiant peut varier significativement d'une personne à l'autre et selon l'âge également.

Précisons que l'on considère souvent à tort la lubrification comme le signe indubitable d'excitation sexuelle. Or il est important de préciser que l'on peut être excitée sexuellement sans avoir de sécrétion lubrifiante (ou tellement peu qu'on ne la perçoit pas). De même, il peut arriver que cette lubrification se produise de façon réflexe chez une personne agressée sexuellement, bien que celle-ci soit totalement réfractaire au rapport sexuel.

L'excitation sexuelle provoque aussi une vasocongestion qui induit le gonflement et le durcissement du clitoris (comme pour le pénis des garçons), l'aplatissement des grandes lèvres, l'épaississement des petites lèvres et un assombrissement de la couleur de la vulve. Enfin, la cavité vaginale s'allonge et s'élargit et l'utérus s'élève.

L'excitation sexuelle peut aussi provoquer une augmentation temporaire du volume des seins et un durcissement des mamelons.

Le plaisir sexuel : à quoi tient la satisfaction sexuelle ?

L'orgasme

Le mot orgasme vient du grec *orgân*, qui signifie « bouillonner d'ardeur ». Sur le plan strictement physiologique, le plaisir sexuel culminant correspond à l'orgasme, qui se manifeste de façon assez similaire chez les filles et les garçons, malgré quelques différences. Cette expérience très intense se manifeste par un brusque relâchement des tensions neuromusculaires.

Chez la femme, il se matérialise sous la forme de contractions involontaires au niveau vaginal et d'autres muscles de la région génitale (le périnée). La durée de chaque contraction est brève et elles peuvent être au nombre de 5 à 15 selon l'intensité de l'orgasme. Il est à noter qu'un bruit soudain, une parole désagréable ou un changement d'éclairage peuvent perturber et interrompre l'orgasme féminin à tout moment. Tandis que chez l'homme, lorsque le processus de l'orgasme est enclenché, il est irréversible et ne peut être empêché même si, en revanche, son intensité peut être modifiée.

Chez l'homme, l'imminence de l'orgasme est perçue lorsque l'éjaculation semble inévitable. C'est ce que l'on appelle le « point de non-retour » : elle ne peut alors plus être retenue. Ce sont alors les contractions physiques qui entraînent l'expulsion du sperme. L'éjaculation et l'orgasme sont simultanés mais ils restent deux phénomènes distincts. **Il est important de retenir qu'une éjaculation peut se produire sans orgasme. Et que les orgasmes sont possibles sans éjaculation.**

L'orgasme est généralement plus long pour la femme que pour l'homme, du fait d'une vasocongestion plus étendue chez elle (à toute la zone pelvienne), tandis que chez l'homme elle se concentre sur les organes sexuels. Les femmes peuvent également avoir plusieurs orgasmes successifs au cours d'un seul rapport sexuel, ce

qui n'est pas le cas des hommes, qui ne peuvent avoir qu'une seule éjaculation.
Enfin, l'homme et la femme connaissent la même accélération de leur rythme cardiaque pendant l'orgasme, qui peut atteindre les 180 battements par minute (au repos, il est de 70 à 80 bpm).

Le plaisir sexuel ne se réduit pas à l'orgasme !

Et loin de là ! La course à l'orgasme est souvent un obstacle au bon déroulement d'un moment d'intimité sexuelle. L'idée qu'il faut absolument avoir un orgasme peut devenir une obsession qui focalise toute l'attention et éloigne de ses perceptions corporelles au profit d'une quête purement cérébrale.
Psychologiquement, la qualité du lien affectif avec le.la partenaire, le niveau du désir et de l'excitation initiales, les attentes et le contexte dans lequel se déroule la rencontre sexuelle ont un impact déterminant sur la manière dont sera perçue l'intensité physiologique de l'orgasme. La physiologie n'est donc pas l'essentiel ! Et l'orgasme non plus. L'on peut vivre des moments d'intimité sexuelle sans orgasme qui apportent une satisfaction bien plus grande. Il est donc très important de distinguer plaisir, orgasme et satisfaction subjective.
La dimension émotionnelle est aussi essentielle que l'orgasme dans l'intensité du plaisir vécu à deux. C'est elle qui prime le plus souvent dans le désir de poursuivre, ou non, une relation avec ce ou cette partenaire en particulier.
Si votre partenaire recherche systématiquement et exclusivement l'orgasme pour se décharger de ses tensions ou assouvir un désir soudain, il.elle n'a pas besoin de vous pour cela ! Avoir un orgasme et faire l'amour sont deux choses différentes…

La diversité des zones érogènes et leur exploration

Considérer que les zones érogènes se limitent aux pénis et vagin restreint et appauvrit inutilement notre potentiel érotique. Et ce serait vraiment dommage de s'y cantonner !

Chaque individu étant unique, il est utile de chercher à découvrir pour soi-même et son.sa partenaire les parties de son corps les plus réceptives à l'excitation sexuelle, du fait de leur sensibilité. La bouche, évidemment, joue un rôle central dans l'exploration sensuelle, mais aussi le dos, le cou, les cuisses (en particulier la face interne), les épaules, la face postérieure des genoux.

Interrogez votre partenaire, cherchez, caressez, expérimentez, vous découvrirez probablement ensemble des trésors de sensorialité insoupçonnés, comme, pourquoi pas, le nombril, les orteils, le sillon interfessier, les oreilles, les mains... À vos marques, prêts, découvrez !

4

À quoi sert la masturbation ?

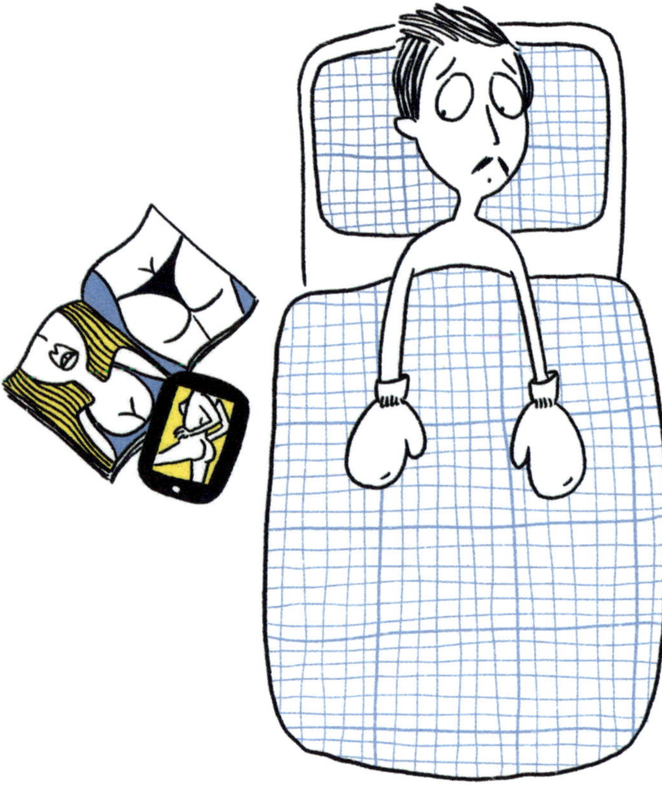

Vous êtes très nombreux.ses, des garçons surtout, à venir me parler en consultation de vos difficultés en lien avec la masturbation. Certain.e.s d'entre vous se demandent comment ils.elles pourraient arrêter de se masturber, arrêter d'en avoir envie.

D'autres imaginent que cette pratique est mauvaise pour la santé, ou qu'elle est moralement condamnable parce qu'elle entre en contradiction avec les valeurs culturelles ou religieuses qui leur ont été transmises et enseignées.

D'autres consentent à se masturber, parce qu'ils.elles ne peuvent pas s'en empêcher, mais en tirent ensuite et à chaque fois une profonde culpabilité, qu'ils.elles soient célibataires ou vivent en couple.

Dans tous les cas, vos témoignages traduisent un vécu de honte, de gêne, et finalement une grande détresse liée au sentiment de ne pas pouvoir maîtriser quelque chose qui s'impose, et qui relève de l'excitation et d'un désir sexuel irrépressible. Alors, que faire de tout cela et comment le vivre le mieux possible ?

Comment notre culture influence notre représentation de la masturbation ?

Notre représentation de la sexualité, de ce qui est permis et interdit, bien et mal, normal ou anormal, repose en grande partie sur la culture du pays dans lequel nous vivons, et sur l'éducation que nous avons reçue, sous forme explicite ou implicite, à ce sujet. Et l'on ne peut ignorer que même au XXIe siècle la masturbation reste, si ce n'est interdite, du moins condamnée par les religions monothéistes comme un « péché » et un « acte impur ».

Pourquoi cette interdiction ?

Le principal argument justifiant l'interdit de la masturbation masculine dans les trois religions monothéistes repose sur l'idée qu'il ne faudrait pas « répandre sa semence en vain », puisque le sperme serait sacré, car porteur de la vie. Cet interdit biblique figure dans la Genèse[9], et fait de l'éjaculation masturbatoire une transgression. Car l'approche religieuse de la sexualité a pour visée exclusive la reproduction. Non pas que le plaisir sexuel soit interdit, mais il ne serait permis que dans un but reproductif. Suivant cette logique, qui a fait autorité pendant des siècles, le plaisir sexuel ne serait donc autorisé que lorsqu'il est partagé avec un.e partenaire dans le cadre d'un couple hétérosexuel, dont l'union charnelle aurait pour objectif exclusif la procréation.

Dans ce contexte, la pratique masturbatoire fut longtemps et reste considérée aujourd'hui pour les plus orthodoxes comme un acte égoïste, malsain, déviant... à éviter à tout prix. Les hommes de religion ont ainsi été très créatifs en termes de méthodes à utiliser pour lutter contre cette pratique, qu'ils ont même réussi, avec la complicité de médecins, à présenter comme une maladie à soigner.

Aujourd'hui encore, et vous êtes nombreux.ses à en parler, vous tentez d'appliquer des conseils et préceptes variés pour résister à ce besoin que vous ressentez de manière aiguë, mais qui entre en contradiction avec les valeurs religieuses qui vous ont été transmises. Et suscite en vous un important conflit de loyauté, entre la fidélité à une culture familiale ou à une religion et ce que vous ressentez dans votre corps.

Ainsi, certains d'entre vous s'isolent et évitent les contacts avec des personnes qui pourraient susciter leur désir sexuel, d'autres pratiquent des ablutions à l'eau froide plusieurs fois par jour, ou un jeûne intermittent, d'autres enfin se confessent pour ce péché et redoublent de prières pour les aider à lutter contre cette tentation.

Mais lorsque ces méthodes ou les tentatives d'autopersuasion ne sont pas efficaces, vous vous sentez très mal. Et les idées reçues sur les effets néfastes supposés de la masturbation aggravent encore cet état, en jouant sur la culpabilité qu'elle génère.

---

9 - Genèse 38 : 9.

Idée reçue : la masturbation est dangereuse

À moins de devenir addictive et qu'on ne puisse vraiment pas s'en passer en la pratiquant de manière compulsive, la masturbation ne comporte aucun risque pour la santé. Il est important de l'affirmer clairement: **on n'a jamais montré, sur le plan scientifique ou médical, le moindre lien entre une maladie et la masturbation.**

Non, la masturbation ne rend pas sourd, elle n'affaiblit pas physiquement, elle n'impacte pas négativement les performances sportives, elle ne diminue pas la taille du pénis chez les garçons, elle n'agrandit pas la taille des petites lèvres chez les filles, elle ne fait pas de vous un.e «pervers.e», et elle n'est pas réservée aux ados «boutonneux et immatures».

À l'opposé des préjugés et des traditions qui l'accablent de tous les maux, la connaissance moderne en médecine et en sexologie a montré le caractère essentiel et bénéfique de la masturbation sur la sexualité: c'est la masturbation qui permet la progressive maturation sexuelle, qui permet aux filles comme aux garçons de se découvrir pour ensuite vivre une sexualité épanouie avec la personne de son choix, en ayant une meilleure connaissance de ses propres réactions.

Attention: il ne s'agit pas de vous encourager à la masturbation si cette pratique entre en contradiction avec vos convictions personnelles, mais plutôt de vous informer sur ce que représente ce besoin parfaitement naturel et sur les bénéfices que vous pouvez en tirer, au plan physique et psychique.

Pourquoi ressent-on le besoin de se masturber ? À quoi cela sert-il et quels peuvent en être les bénéfices ?

Comme l'explique le psychiatre et sexologue Philippe Brenot[10] : « En tant qu'expérience primaire, la masturbation est structurante de la sexualité naissante. Elle procède d'une pulsion prédéterminée qui permet l'exploration et l'éveil de la sensorialité. Déjà *in utero* (c'est-à-dire dans le ventre maternel) et bien avant que le système nerveux ne soit mature, le fœtus explore le milieu qui est le sien et caresse son propre corps. L'autostimulation est alors une activité très fréquente et il n'est pas exclu que le fœtus connaisse déjà des orgasmes dans le ventre de sa mère. »
Ainsi, les pulsions sexuelles et la masturbation sont présentes dès la toute petite enfance. Cette pratique initialement involontaire et inconsciente accompagne naturellement, de manière concrète et pratique, l'expérience des sensations corporelles puis la construction de notre autoérotisme, qui permet le développement ultérieur, et à partir de la puberté, d'un érotisme et d'une sexualité relationnels.
À partir de l'adolescence, la masturbation active et volontaire sert alors à apprivoiser ses propres réactions sexuelles avant de les vivre avec un.e partenaire, ce qui est fondamental.
La majorité des hommes et des femmes adultes la pratiquent, même si beaucoup de femmes sont encore très inhibées à ce sujet. La masturbation féminine a longtemps fait l'objet d'un tabou lié à l'image de pureté idéalisée dont les filles faisaient l'objet. Comme si le plaisir féminin, indépendant d'une contribution masculine, représentait un danger. Que les femmes puissent se passer des hommes pour atteindre la jouissance sexuelle et l'orgasme, voilà un acte d'émancipation éminemment politique ! C'est probablement ce qui explique que la découverte de l'anatomie du clitoris, cet organe exclusivement dédié au plaisir sexuel, date d'il y a quelques

10 - Philippe Brenot, *Éloge de la masturbation*, Zulma, Paris, 1999.

années à peine et que l'on parle depuis si peu de temps de la masturbation féminine.

On peut aussi noter en passant que l'autre différence majeure entre la masturbation des filles et des garçons repose sur l'anatomie : les garçons ayant un sexe visible, dont l'excitation provoque une érection qui ne peut passer inaperçue, tandis que le sexe féminin est caché et rend moins facilement perceptibles les sensations liées à l'excitation sexuelle.

Comme toute activité physique, la masturbation peut aussi avoir des vertus anxiolytiques, aider à se détendre et favoriser l'endormissement. Et elle reste avant tout un moyen très simple de se donner du plaisir.

Enfin, la masturbation est recommandée en sexothérapie dans le traitement de plusieurs difficultés sexuelles, telles que l'éjaculation prématurée et l'accès difficile voire impossible à l'orgasme. Elle procure un bien-être personnel en permettant un relâchement des tensions, que celles-ci soient sexuelles ou non.

Même si l'on peut aussi choisir de s'en passer, cette activité, lorsqu'elle est pleinement assumée et déculpabilisée, contribue à une bonne connaissance de son corps sexuel et favorise l'exploration de l'expérience du plaisir et des moyens pour y parvenir.

Que se passe-t-il lorsque l'on s'interdit la masturbation ?

Les conséquences physiques et psychiques de l'absence forcée de masturbation sont nombreuses : elles génèrent une frustration qui peut entraîner de l'agressivité, ou au contraire un sentiment dépressif, une baisse d'élan vital, et même des troubles du désir sexuel. La répression des pulsions sexuelles et la privation que l'on s'impose peuvent aussi provoquer une accumulation de tensions qui conduisent à des pensées obsessionnelles. Autrement dit, **plus vous tentez de lutter contre le désir de vous masturber, et plus celui-ci s'impose**

à votre esprit, et suscite un mal-être, vous empêchant en retour de vous concentrer sur tout ce que vous avez à faire par ailleurs dans la vie.

Le mouvement NOFAP

Le Nofap ou Stopfap (de l'argot anglais *to fap*: se masturber) est un mouvement américain né dans les années 2010 qui prône les bienfaits physiques et psychologiques de l'arrêt de la masturbation.
L'argument majeur repose sur l'idée, issue d'une étude contestée car portant sur un tout petit échantillon, que le taux de testostérone augmenterait fortement après sept jours sans éjaculation, ce qui rendrait les hommes plus «virils» et plus séduisants grâce à une voix plus grave et une plus grande confiance en eux.
S'il est évident que l'addiction à la masturbation est le signe d'une souffrance psychique qui nécessite d'être prise au sérieux, lorsqu'elle est avérée et qu'elle porte préjudice à titre individuel et relationnel, le Nofap relève surtout de la méthode Coué.
On pourra s'étonner du ton moralisateur et culpabilisant du discours tenu par les modérateurs du site, qui rappelle les arguments anti-masturbation utilisés au XVIIIe siècle. Comme en témoigne le vocabulaire utilisé pour qualifier les Nofapeurs selon leur durée d'abstinence, allant des «Déchets» (le plus bas «grade») aux «Empereurs» c'est-à-dire les abstinents depuis plus d'un an. La masturbation y est présentée, sans équivoque, comme un péché, ou *a minima* comme une pratique néfaste.
L'idée de pouvoir se passer de pornographie et de masturbation pendant une période donnée n'est évidemment pas mauvaise en soi, si c'est ce que l'on souhaite. Mais il ne faut pas être pour autant dupe de la connotation religieuse du discours et du ton culpabilisant employés, bien loin d'arguments scientifiquement validés.

Y a-t-il une norme en matière de masturbation ?

Certain.e.s se masturbent toutes les semaines, ou tous les jours et plusieurs fois par jour, d'autres ne se masturbent jamais, ou découvrent la masturbation à un âge tardif. Il n'y a donc aucune norme en la matière. **Tant que la masturbation est pour vous une source de plaisir et qu'elle n'empiète pas sur votre vie plus qu'elle ne le devrait à vos yeux, il n'y a aucune raison de s'en priver. Ni de la pratiquer si vous n'en ressentez ni l'envie, ni la curiosité.**

Comme pour la consommation de pornographie, la masturbation devient addictive et problématique seulement lorsqu'elle envahit tout l'espace de votre vie, et vous déborde au point de vous mettre en péril dans votre vie relationnelle, étudiante, familiale et professionnelle. Si vous devez, par exemple, vous isoler lorsque vous êtes avec des ami.e.s ou au travail pour aller vous masturber parce que ce besoin est irrépressible, c'est qu'il y a un problème.

Posez-vous la question honnêtement de votre rapport à la masturbation, et si vous vous sentez en difficulté pour évaluer la place qu'elle occupe dans votre existence, n'hésitez pas à consulter un.e professionnel.le compétent.e sur le sujet pour y réfléchir.

En tous cas, l'expérience montre que plus l'on banalise la masturbation, en la présentant comme un acte naturel et universel et même comme un geste d'amour vis-à-vis de soi-même, moins son urgence se fait ressentir. **C'est en se débarrassant de sa culpabilité et de sa gêne, en acceptant ses pulsions sexuelles, dans la limite du respect de soi et des autres bien évidemment, que l'on peut dépasser des points de fixation.**

On peut aussi se montrer indulgent.e avec soi-même en acceptant d'avoir, de temps à autre, un peu plus recours que d'habitude à la masturbation, comme en cette période difficile de confinement et de couvre-feu que nous avons vécue récemment, où vous avez été privés d'autres sources de satisfaction reposant sur la vie sociale, culturelle et les loisirs que vous pratiquez habituellement. Cela ne veut pas dire que vous avez pris des habitudes qui seront définitives, ni qui mettront en péril l'avenir de votre vie amoureuse, relationnelle et sexuelle.

Comme toute addiction, la pratique masturbatoire compulsive est à considérer comme le symptôme complexe d'un mal-être global, qui nécessite d'être pris au sérieux, exploré, et qui mérite bien plus que des condamnations moralisantes pour pouvoir être dépassée. Si tel est votre cas, n'hésitez pas à consulter pour ne pas rester seul.e avec des angoisses à ce sujet.

5

Y a-t-il des choses à savoir avant la première fois ?

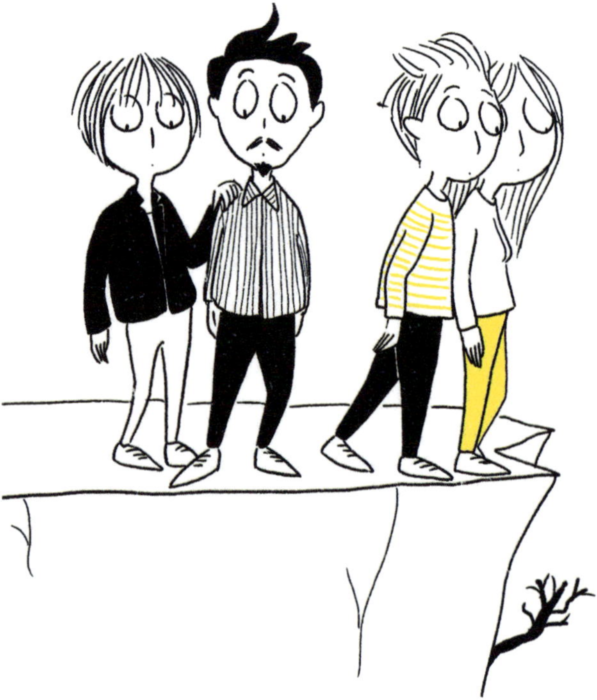

Tout comme le premier examen, le premier rendez-vous, la première cuite, le premier saut en parachute… le premier rapport sexuel, qu'il soit hétéro ou homosexuel, est souvent envisagé avec une certaine appréhension. Il peut être vécu comme un rite de passage et d'entrée dans l'âge adulte, comme un obstacle ou un cap à franchir, comme un moyen de se prouver qu'on est capable « de le faire », et donc de séduire et de plaire à quelqu'un au point d'éveiller en lui.elle du désir sexuel pour notre personne. Ou encore, tout simplement, comme la suite logique d'une relation affective qui évolue naturellement vers un éveil sensuel aboutissant au désir de faire l'amour avec son.sa partenaire.

Être prêt.e

L'âge importe-t-il pour passer à l'acte ?

L'un des témoignages les plus poignants que j'ai reçus concerne la crainte de « mourir puceau ». Les garçons qui en parlent manquent de confiance en eux, se trouvent « moches », se focalisent souvent sur des parties de leur corps qu'ils n'aiment pas et alimentent leurs angoisses en comparant leurs parties génitales à celles des acteurs de films pornos – dont on sait qu'elles sont déformées par la prise de médicaments et d'injections répétées de produits vasodilatateurs. Ils imaginent également à tort que leurs potentiel.le.s partenaires attendraient d'eux des prises d'initiative et des manifestations viriles dont ils ne se sentent pas capables. Certains mesurent leur pénis, au repos, en érection, chronomètrent leur durée d'érection avant éjaculation pendant la masturbation… et se mettent tout seuls une pression insoutenable sur ce fameux premier rapport sexuel qui ressemblerait finalement à l'heure de vérité… ou du Jugement dernier ! Comment dans ce contexte se sentir serein et confiant ?

Alors non, l'âge n'importe pas, même si l'on sait que le premier rapport sexuel a lieu depuis plusieurs décennies en France en moyenne autour de l'âge de 17 ans. Et je rencontre tous les jours des personnes qui ont vécu leur premier rapport sexuel bien plus tard sans en avoir souffert pour autant dans la suite de leur vie sexuelle. **Le seul et unique critère recevable en la matière est celui de se sentir prêt.e.**

Mais à quoi sait-on que l'on est prêt.e ?

On sait que l'on est prêt.e lorsque les choses se font assez naturellement, parce qu'on en a envie, et non parce qu'il faut le faire; et parce qu'on est avec la bonne personne, c'est-à-dire quelqu'un avec qui l'on se sent bien, en confiance, et pour qui l'on éprouve beaucoup de désir. **Lorsqu'on est capable de dire «je veux parce que j'en ai très envie», et pas «parce qu'il le faut» !**

Ne rien s'interdire et ne se forcer à rien

Dans ce contexte favorable, où le désir prime authentiquement sur le «devoir» ou la «nécessité», où l'on sent que l'autre porte un regard bienveillant sur soi et réciproquement, l'on peut laisser libre cours à ses envies et à ses tâtonnements dans la découverte de la sexualité à deux. Les premiers rapports sexuels permettent l'exploration du corps de l'autre et la découverte de ses propres sensations sexuelles. C'est l'occasion de nombreuses révélations sur l'autre et sur soi. **La seule règle en termes de pratiques est de ne rien s'interdire, tant que l'on en a vraiment envie, ET de ne se forcer à rien, même au motif de vouloir faire plaisir à son.sa partenaire. Si vous percevez de l'agressivité ou si l'on vous fait du chantage parce que vous refusez une pratique, ceci doit vous alerter sérieusement sur la fiabilité de votre partenaire et la confiance que vous pouvez lui accorder.**

La zone grise, entre le oui et le non

L'une des difficultés majeures consiste dans le fait de ne pas savoir ce que l'on veut, et ce à juste titre puisque l'on ne sait ni à quoi s'attendre, ni ce qui va nous plaire avant de l'avoir vécu et éprouvé. Et entre l'envie et la crainte, le consentement clair et conscient n'est pas toujours au rendez-vous.

Il est important de garder à l'esprit le fait que l'on peut avoir une idée assez théorique de ce que l'on désire, puis s'apercevoir que de la théorie à la pratique, nos envies ne se situent pas forcément là où on les avait imaginées. **Il est important aussi de pouvoir s'autoriser à dire oui, puis à changer d'avis si la sensation, la position, la pratique entreprise... nous déplaît ou nous met mal à l'aise.**

Il existe donc bel et bien une zone grise entre le oui et le non, que l'on doit être capable de percevoir pour soi et pour l'autre, en étant attentif.ve à soi-même et aux réactions de son.sa partenaire. Le langage des gestes, non verbal, est toujours important à percevoir car l'on est parfois trop timide pour dire clairement ce que l'on ressent et ce que l'on souhaite.

Pour profiter pleinement du moment, il est donc préférable d'être parfaitement lucide et en pleine possession de ses moyens cognitifs. On évitera donc autant que possible de se lancer dans une première expérience sexuelle à deux lorsque l'on a trop bu, ou lorsque l'on est trop fatigué.e, afin d'être et de rester toujours au plus près de ses envies... et de ses limites.

Les peurs

La timidité, l'absence d'expérience, le fait d'être complexé.e et mal à l'aise dans son corps rendent difficiles les premières fois, surtout si les deux partenaires sont inexpérimenté.e.s et inhibé.e.s. On peut ainsi, par exemple, avoir envie que ce premier rapprochement intime ait lieu dans le noir, pour pouvoir se concentrer sur ses sensations et échapper à la peur du jugement de l'autre sur son corps. Ce qui peut permettre de se sentir plus libre mais aussi induire des gestes maladroits du fait que l'on ne se voit pas...

Mais la maladresse peut aussi être charmante et provoquer le rire! **L'humour est un bon moyen de dédramatiser ce moment et d'alimenter la complicité entre partenaires.**

En consultation, les peurs le plus souvent exprimées sont les suivantes:

Peur du regard et du jugement de l'autre

Il.elle en sait plus que moi sur le sexe : qu'attend-il.elle de moi ?
Vais-je lui paraître ridicule ?
Vais-je être à la hauteur de ses attentes ?
Vais-je avoir une érection ? Ne vais-je pas éjaculer trop vite ?
Que va-t-il.elle penser ou ressentir ?
Vais-je le.la satisfaire ? Serai-je « un bon coup » ?
Aurai-je du plaisir ?

Les craintes et les fantasmes inquiétants sont innombrables lorsqu'on doute de soi et qu'on envisage cette première rencontre sexuelle comme une performance. Alors qu'il devrait s'agir seulement de passer un très bon moment de plaisir partagé. Sans le moindre enjeu.

Si vous pensez que de la réussite de ce rapport sexuel dépend la suite de la relation, c'est probablement que ce n'est pas le bon moment, ni le.la bon.ne partenaire pour vous.

Peur d'avoir mal

Du côté des filles hétéro et homosexuelles, il existe beaucoup de craintes autour de l'idée que le premier rapport sexuel et la pénétration seraient forcément douloureux. Ce qui est loin d'être le cas pour toutes.

Cela peut dépendre de l'hymen, de sa taille, de son emplacement, de son épaisseur. Ainsi, on peut saigner, ou pas, selon sa morphologie. Et c'est imprévisible !

Mais la douleur dépend aussi du niveau de détente et d'excitation atteints pour vivre ce moment.

Si le rapport se vit à contrecœur, dans une atmosphère de contrainte, y compris que l'on s'impose à soi-même, les muscles du périnée peuvent se raidir au point de rendre impossible la pénétration, ou *a minima* générer des douleurs rendant impossible la sensation de plaisir.

Si au contraire, ce premier rapport sexuel est vraiment désiré et qu'il se déroule dans un climat de confiance, de tendresse et de respect, les douleurs peuvent tout à fait passer au second plan. Il est toutefois assez rare, dans le rapport hétérosexuel, que les femmes aient un orgasme au cours de la toute première pénétration. Et ce qui se vit lors du premier rapport sexuel (hors de toute situation de violence bien sûr) ne préjuge en rien de la qualité de la suite de votre vie sexuelle.

J'ajoute qu'il peut être utile de faire un premier examen gynécologique, si, malgré un climat de confiance, un fort désir et suffisamment d'excitation, la pénétration semble impossible, afin de vérifier que votre hymen n'est pas scléreux, par exemple, c'est-à-dire plus épais et trop résistant pour pouvoir permettre une pénétration. Un geste chirurgical sans gravité est parfois nécessaire. L'endométriose peut également provoquer des douleurs, qui sans empêcher forcément la pénétration, rendent le rapport sexuel pénible. **Il est donc très important de ne pas évacuer la question anatomique au profit d'hypothèse explicatives exclusivement psychologiques.**

Enfin, la présence ou l'absence d'un hymen n'a rien à voir avec la virginité: il est bon de le dire et de le répéter.

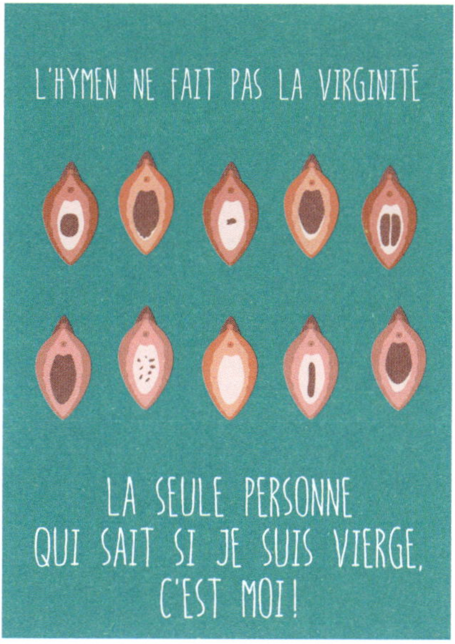
L'HYMEN NE FAIT PAS LA VIRGINITÉ
LA SEULE PERSONNE
QUI SAIT SI JE SUIS VIERGE,
C'EST MOI !

L'anticipation

On a souvent rêvé, imaginé, fantasmé des dizaines de fois ce moment de la première fois. Selon chacun.e, avec enthousiasme, appréhension, excitation, craintes… Mais, et même si c'est difficile, il faut accepter de ne pas tout prévoir à l'avance, car comme dans toute relation humaine, l'aléa reste de mise. Et plus on a d'idées précises au sujet de ce que l'on attend ou de ce qui devra se passer, plus l'on risque d'être déçu.e… La spontanéité et l'imprévu font de cette première rencontre intime un moment singulier et qui reste souvent inoubliable. Mais il n'est pas nécessaire de le sacraliser non plus !

Certaines précautions logistiques peuvent paraître néanmoins nécessaires, sans pour autant nuire au romantisme de l'instant :

- Être dans un endroit confortable, où l'on se sent bien, où l'on ne risque pas d'être surpris.e, dérangé.e ou interrompu.e. Et même si parfois les circonstances rendent le désir pressant, il vaut mieux reporter de quelques heures ou jours la rencontre pour ne pas avoir de regrets après coup. Il est donc préférable d'éviter les toilettes d'une boîte de nuit ou l'arrière d'une voiture à 4 heures du matin sous l'emprise de l'alcool !
- En cas de relation hétérosexuelle, prévoyez une contraception et une double protection : un préservatif pour vous protéger des infections sexuellement transmissibles (IST) et un autre moyen de contraception pour éviter une grossesse imprévue s'il y a un problème avec le préservatif.
- En cas de relation homosexuelle, le préservatif ou la digue dentaire sont nécessaires pour éviter toute contamination par une IST.

En dehors de ces précautions pratiques, j'ajouterais pour terminer que l'idéal est de prendre son temps, et de savourer ce moment d'intimité physique et émotionnelle en respectant son rythme. Car, après la première fois, viendront de très nombreuses autres fois, tout aussi voire de plus en plus riches en plaisirs… si vous en avez envie bien sûr !

Le déroulement du rapport sexuel : existe-t-il un script unique, normal ?

Vous vous doutez de la réponse. Évidemment non, il n'existe pas une façon unique de faire l'amour, tout comme il n'est pas question d'enchaîner une série de positions comme une suite de figures lors d'un concours de gymnastique!

Le seul script qui existe est celui du cycle des sensations et émotions qui émergent successivement dans la rencontre sexuelle: le **désir** sexuel favorise **l'excitation**, qui elle-même conduit au **plaisir**.

Si le désir ne se manifeste pas de la même façon chez les femmes et chez les hommes, il est néanmoins important de créer les conditions favorables à son émergence, dans le respect du rythme de chacun. Lorsque le processus est enclenché, et qu'il n'est pas perturbé, s'ensuit une période d'excitation qui mène au plaisir, selon des modalités propres à chacun.e.

Et bien qu'il n'existe pas de secret pour avoir un rapport sexuel satisfaisant (ce qui est une appréciation toute subjective!), le fait de bien connaître son.sa partenaire est un bon atout, car cela permet de savoir quoi et comment lui donner ce dont il.elle a besoin et envie, pour prendre un maximum de plaisir. Ce qui explique que les premiers rapports sexuels avec un nouveau ou une nouvelle partenaire ne soient pas toujours les plus satisfaisants.

Il est d'ailleurs important de ne pas avoir trop d'attentes ou d'idées préconçues sur la manière dont « devrait » se passer la première rencontre sexuelle (et les suivantes!). **L'essentiel est toujours de passer un bon moment, ce qui comprend d'abord le fait de toujours se sentir respecté.e et apprécié.e à sa juste valeur par l'autre. Et tant pis si le rapport sexuel dure moins longtemps que prévu (c'est-à-dire qu'on l'a imaginé), et si l'orgasme n'est pas là à chaque fois.**

Dans ce domaine comme dans beaucoup d'autres, la quantité passe toujours après la qualité de ce qui aura été vécu. Si le rapport sexuel se déroule avec de la tendresse, des caresses, des câlins, de la douceur et de l'intensité, il donnera beaucoup de plaisir sensuel et émotionnel aux

deux partenaires. La quête de l'orgasme est souvent un Graal qui fait perdre de vue l'essentiel du rapprochement sexuel et intime. Mais c'est la qualité et l'authenticité du moment vécu sur le plan émotionnel qui donneront envie de recommencer.

Idée reçue : la pénétration comme pratique ultime

Parmi les idées reçues récemment déconstruites, on sait aussi maintenant que la pénétration n'est pas la pratique qui donne le plus de plaisir aux femmes, et qu'à peine un quart d'entre elles (en moyenne, bien sûr !) ont des orgasmes par ce biais. Elles sont largement majoritaires à prendre du plaisir par d'autres moyens, désignés le plus souvent par le terme générique de « préliminaires » (par exemple, des caresses prolongées de différentes parties du corps, avec ses mains et/ou sa langue[11]...).
Aujourd'hui, grâce à la libération de la parole des femmes sur ce qu'elles vivent et veulent, pour avoir du plaisir, la sexualité n'est plus seulement pénétrative ! Et cela ferait sans doute plaisir à nos grands-mères de le savoir, elles qui ont majoritairement vécu la sexualité comme un « devoir conjugal » à subir, sans plaisir, et dans la hantise des grossesses, du fait de l'absence de contraception, jusqu'à la fin des années 1960.

Faut-il utiliser des accessoires et pour quoi faire?

Vous l'avez compris, « il ne faut » rien. Mais si vous en avez envie et que votre partenaire est d'accord, vous pouvez laisser libre cours, à deux, à votre créativité sexuelle... Jeux de rôle, lingerie, tenues faites de matières particulières, sex-toys... les propositions marketing dans ce domaine ne manquent pas, vous n'avez qu'à choisir ce qui vous tente.

11 - Pour trouver des idées de préliminaires, je vous conseille vivement le livre *Jouissance Club – Une cartographie du plaisir*, de Jüne Plã (Marabout, Paris, 2020).

Le maître mot reste le consentement, condition première de l'envie de jouer. Car la sexualité est avant tout un jeu. Un jeu érotique et relationnel. Et comme tout jeu, il comporte des règles, dont la première est qu'il s'arrête dès qu'un.e partenaire n'a plus envie de jouer.

Pourquoi les premières expériences sexuelles sont-elles si importantes ?

Les premières expériences sexuelles ont un impact déterminant sur la suite de la sexualité, notamment parce que lorsqu'elles se passent mal, elles peuvent avoir des conséquences insoupçonnées sur les expériences suivantes, et même longtemps après. Voici pourquoi.

L'origine des difficultés sexuelles

Vous êtes très nombreux.ses à vous interroger sur des difficultés sexuelles que vous rencontrez avec vos partenaires. Les principales sources de questionnement portent, pour les filles, sur des douleurs lors du rapport sexuel, voire une pénétration impossible, qu'on appelle « vaginisme », et, pour les filles et les garçons, sur une baisse voire une absence de désir sexuel, qui peut se traduire par des troubles de l'érection chez les garçons.
Vous parlez de tristesse, de peur : peur d'avoir mal, peur d'être « anormal.e », peur de ne jamais vivre une « sexualité épanouie », peur de décevoir votre partenaire, qu'il.elle vous quitte à cause de ces difficultés. Et le plus souvent, vous ne savez pas du tout comment aborder ces questions avec lui.elle.
En explorant avec vous l'histoire de cette difficulté, son contexte d'apparition, le profil du ou de la partenaire avec lequel elle a émergé, les émotions que vous y associez... **nous finissons toujours par tomber sur des antécédents de violences sexuelles, ou *a minima* sur des situations troubles relevant de l'abus, que vous avez vécues dans le passé, mais que vous n'aviez pas forcément identifiées comme telles.**

Vos premières expériences sexuelles relationnelles, parfois traumatiques, ont pu faire naître en vous une représentation de ce que serait « la norme » en termes de comportements et de pratiques sexuels, ou bien vous ont fait enfouir dans votre mémoire inconsciente des ressentis intrusifs et agressifs, désormais associés à votre vécu de la sexualité.

Je pense par exemple à une étudiante qui, parce qu'elle cohabitait avec son premier petit ami, s'est laissé imposer des rapports sexuels plusieurs fois par jour qu'elle ne souhaitait pas, parce qu'il lui avait fait croire que sinon cela signifiait qu'elle était « asexuée », et qu'il la quitterait pour une fille à qui il plairait vraiment et « qui aurait, elle, du désir pour lui ».

Je pense à une autre, en couple avec un partenaire doux et compréhensif, dont elle est amoureuse, qui se plaint de douleurs pendant les rapports sexuels et a beaucoup de mal à investir positivement la partie génitale de son corps. Elle dit éprouver du dégoût pour cette zone, associée dans ses souvenirs à des pénétrations digitales vécues lorsqu'elle avait 8 ans, de la part d'un camarade de primaire.

Je pense à l'un d'entre vous, resté en couple pendant trois ans avec une fille qui réclamait des rapports sexuels quotidiens comme preuve d'amour, et à qui il ne pouvait dire non. Il fait aujourd'hui un rejet de tout ce qui a trait à sa vie sexuelle, et depuis qu'il est avec une nouvelle partenaire dont il est amoureux et avec qui cela se passe bien sur le plan affectif, il éprouve des angoisses au sujet de troubles de l'érection qui se manifestent par une apparente absence de désir sexuel.

Je pense à une autre qui a commencé sa vie sexuelle à 14 ans avec un petit ami « insatiable » et harcelant, à qui elle avait pris l'habitude de faire des fellations ou qu'elle devait masturber dans les toilettes du collège, afin de le faire « patienter » jusqu'au prochain rapport sexuel, pour qu'il ne s'énerve pas et pour qu'il ne la quitte pas.

Je pense enfin à une dernière, qui voudrait avoir des rapports sexuels d'un soir « comme les garçons », pour se prouver qu'elle est leur égale. Mais elle est rattrapée par le souvenir de ses premières expériences sexuelles, vécues au détour de soirées alcoolisées. Elle se croyait consentante, mais à plusieurs reprises, s'est sentie très mal après des rapports avec de quasi-inconnus qui avaient abusé de son état et lui ont fait mal physiquement. Aujourd'hui, elle ne supporte plus la pénétration et l'idée même que quelqu'un approche son sexe.

Et ce ne sont que quelques exemples parmi des dizaines.

Le point commun à toutes ces situations, dont certaines relèvent purement et simplement de l'abus sexuel et du viol, et d'autres de la prise de risques et de la mise en danger volontaire bien qu'inconsciente, repose sur le fait que ces premières expériences sexuelles vont avoir un impact déterminant sur la suite de la sexualité.

Nous sommes des êtres de chair et de sang, certes, mais aussi de pensée et de mémoire, et même si nous pouvons refouler certains événements, les émotions, pensées, ressentis associés à la sexualité dès nos premières rencontres s'inscrivent en nous et laissent des traces parfois indélébiles.

Que faire pour avancer?

Sachez que les douleurs sexuelles et la baisse du désir sont des réactions parfaitement normales, si vous avez vécu de premières expériences sexuelles violentes, des rapports sexuels imposés ou que vous n'avez pas pu refuser, des relations où vous avez été sous emprise, n'ayant pas conscience que ce que vous viviez était de l'abus, un rapport de force, même si parfois vous avez reçu des menaces, des coups, et subi du chantage. Mais en aucun cas, ceci n'est acceptable. Aucun rapport sexuel exigé, sous la pression, la contrainte ou la menace, ne peut être accepté. Ces actes sont d'ailleurs punis par la loi, lorsqu'ils sont dénoncés.

Lorsque cela a malheureusement été le cas, les symptômes de baisse du désir ou d'impossible pénétration sont des manifestations corporelles qu'il faut prendre en compte et respecter. Ils s'accompagnent souvent d'une tension généralisée à toutes les parties du corps, qui se met, par quasi-réflexe et de manière involontaire, en position de défense, en tension, et rend impossible la détente nécessaire au rapport sexuel.

C'est le corps qui pose des limites là où il n'a pas été possible d'en poser psychiquement, pour soi-même, puis verbalement, de manière explicite, dans la relation à l'autre.

Quand on ne sait, ou quand on ne peut pas dire non, le corps s'en charge, de manière très diverse et créative : les douleurs et la disparition du désir sexuel en sont les formes les plus courantes.

Cela ne veut pas dire que vous êtes définitivement « vaginique » (pour les filles), ou que vous souffrez pour toujours d'un trouble de l'érection (pour les garçons) ou que vous êtes inapte au désir et au plaisir sexuel. **Cela veut seulement dire que votre corps a enregistré les souvenirs des expériences sexuelles passées (ce qu'on appelle la « mémoire traumatique »), et qu'il va falloir du temps pour traiter psychiquement ces expériences et pouvoir retrouver une certaine sérénité physique et psychique par rapport à votre vie sexuelle.**

Pourquoi est-ce parfois si difficile de poser des limites dans la sexualité ?

Il y a plein de raisons pour lesquelles on n'a pas pu poser de limites à l'autre, et il est intéressant d'y réfléchir, pour soi-même, afin de ne pas vivre la sexualité de manière passive et imposée. On peut citer : le manque de confiance en soi ; la peur de l'abandon, qui peut induire le fait d'être prêt.e à tout pour maintenir la relation à l'autre ; l'idée qu'il faudrait faire « comme les autres » plutôt qu'attendre le bon moment pour soi ; une mauvaise image du corps, avec des complexes, qui peuvent conduire aussi à accepter de se laisser maltraiter par quelqu'un que l'on idéalise et dont on serait déjà « tellement heureux.se » qu'il.elle s'intéresse à nous !

Ce ne sont que quelques exemples des points de vulnérabilité qui peuvent pousser chacun.e d'entre nous à accepter des choses inacceptables dans la relation à deux. **Pour avancer, demandez-vous ce qui peut vous pousser à donner à l'autre autant de pouvoir sur vous.**

Comment surmonter des blocages sexuels consécutifs à de mauvaises expériences passées ?

Dans vos questions, ce qui revient régulièrement, c'est le constat que vous faites de l'apparition de ces difficultés sexuelles, généralement avec un.e partenaire avec lequel.laquelle vous vous sentez bien. Et vous vous interrogez : « Pourquoi je n'ai pas eu ces troubles avec celui.celle avec qui ça se passait mal ? » « Pourquoi cela m'arrive avec un.e partenaire avec qui je m'entends bien ? » Cela peut paraître paradoxal, mais c'est très courant, et finalement, assez compréhensible.

Pour pouvoir exprimer son chagrin, son mal-être et pleurer en présence de quelqu'un, il faut se sentir en confiance, et écouté.e par quelqu'un de bienveillant et de disponible.

C'est donc souvent lorsque vous rencontrez une personne sincère et attentionnée que vous pouvez laisser libre cours, parfois pour la première fois, à l'expression de vos émotions, positives et négatives. C'est donc un.e partenaire bien intentionné.e à votre égard qui sera le premier témoin de vos difficultés.

Exprimer ses difficultés c'est important, mais comment ensuite les dépasser ?

Sur le plan relationnel, le dialogue avec son.sa partenaire est un préalable nécessaire pour gagner en confiance sur la qualité de la relation, et se sentir à l'aise pour faire ensemble l'expérience d'une sexualité sereine et agréable.

Il est indispensable de pouvoir parler avec lui.elle de vos difficultés, mais aussi de vos limites, de vos envies, de vos préférences concernant les pratiques sexuelles. Et toujours s'assurer du consentement de votre partenaire et du respect du vôtre. C'est cela qui vous permettra d'avancer.

Sur le plan individuel, il est important d'être indulgent.e avec soi-même, et d'accepter de se donner le temps de reconstituer quelque chose qui a été abîmé en soi par une première expérience mal vécue.
Cela passe par le fait d'être à l'écoute de son corps et d'en prendre soin pour se le réapproprier. Ce corps, votre corps, qui ne peut et ne doit jamais devenir un objet utilisé par un.e autre, vous devez l'apprivoiser, découvrir vos propres sensations, dans la douceur et le respect de vos limites, et à votre rythme.
L'objectif étant, à terme, de vous fabriquer votre propre boussole, qui vous aidera à vous orienter dans vos relations aux autres : savoir ce que j'accepte, ce que je refuse, ce que j'aime, ce que je n'aime pas, ce que je demande, ce que je reçois, ce que j'attends, ce que j'espère, ce que j'induis... et le pouvoir que je donne à l'autre sur moi.
Se poser ces questions, et pouvoir y répondre pour soi-même, est vital pour pouvoir se positionner dans la relation à l'autre… et pas seulement dans un contexte sexuel !

N'hésitez pas à consulter un.e psychologue, qui serait ou non sexologue, pour travailler sur ces sujets fondamentaux si vous vous sentez perdu.e pour y réfléchir tout.e seul.e.

6

Homosexualités et transidentité

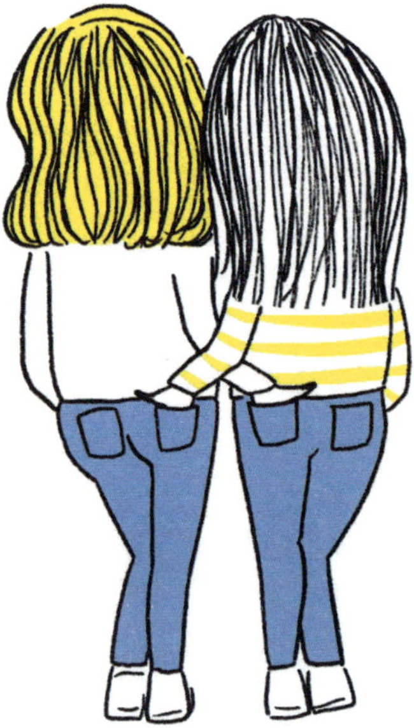

Sur ces sujets complexes, quelques définitions aident à préciser les contours d'une réflexion constructive !

L'orientation sexuelle désigne le désir affectif, érotique et sexuel que l'on éprouve pour les personnes. L'orientation sexuelle est totalement distincte de l'identité sexuelle.

L'identité sexuelle consiste à se reconnaître comme femme ou comme homme.

La transidentité est une discordance vécue comme évidente entre le sexe biologique (ou phénotypique) et le sexe psychologique (celui dans lequel on se reconnaît). Elle est décrite par les personnes concernées comme « une erreur, une naissance dans le mauvais corps ».

Le regard social sur l'homosexualité

En attendant de connaître un jour une société idéale où chacun.e vivra son orientation sexuelle dans la liberté la plus totale, force est de constater que même en 2021, il n'est pas toujours facile d'assumer une sexualité qui échappe à celle de la majorité numérique : l'hétérosexualité, la population homosexuelle représentant à peu près 3 % de la population totale.

Malgré la dépénalisation de l'homosexualité – considérée comme un crime jusque dans les années 1960 –, puis sa déstigmatisation psychiatrique – l'homosexualité était considérée comme une pathologie jusqu'en 1970 ! –, et malgré l'avènement en France et en Europe du mariage homosexuel, il reste difficile aujourd'hui pour nombre de jeunes adultes d'accepter leur propre orientation sexuelle. Dans les années 1990, le sida a également accru la stigmatisation des homosexuels, accusés alors d'être à l'origine de l'irruption et de la propagation de ce virus. La méconnaissance et les idées fausses concernant les modes de contamination a longtemps fait perdurer cet état de fait… et l'on ne pourrait affirmer qu'il n'en est plus ainsi aujourd'hui. L'information reste indispensable pour mettre un terme à l'ignorance dans ce domaine !

Rappelons aussi qu'ailleurs dans le monde, il reste de nombreux pays où l'homosexualité est toujours passible de la peine de mort! Les normes sociétales continuent donc d'impacter l'intimité des individus, au point que le fait d'identifier pour soi-même une orientation homosexuelle induit un processus parfois très long et souvent douloureux, jusqu'au moment où l'on peut s'autoriser à sortir de l'autorépression et de l'homophobie intériorisée pour vivre enfin sa sexualité en accord avec soi-même.

Le «*coming out*»

La révélation volontaire de son orientation sexuelle à ses proches et à sa famille est généralement la dernière étape d'un cheminement personnel qui comporte au moins trois grandes étapes. Le médecin et sexologue Michel Ohayon, fondateur et responsable du Centre parisien de santé sexuelle, le 190, parle d'une «triple transgression», pour désigner ce processus:

1. **«il faut d'abord s'accepter soi-même**, comme appartenant à une minorité qu'on choisit et dans laquelle on se reconnaît. Cette acceptation dépend de nombreux facteurs, dont le regard porté par la famille, l'environnement proche et la société dans laquelle on vit;
2. **il faut ensuite passer à l'acte!** C'est-à-dire vivre une première expérience sexuelle homosexuelle, ce qui explique l'entrée relativement tardive dans la sexualité des homosexuels. Parce qu'il y a souvent beaucoup de craintes et de réticences par rapport à la sodomie (une pratique sexuelle longtemps diabolisée, emblématique de la sexualité homosexuelle masculine): or, il faut le faire une fois pour être vraiment homo et s'affirmer en tant que tel!
3. **et enfin, faire son *"coming-out"***. C'est la troisième transgression, "sortir du placard", annoncer son orientation sexuelle pour ne plus être embêté avec ça. C'est un moment de libération, fondateur, salvateur. Et en même temps, c'est une horreur, le traumatisme de la vie de tous les homosexuels, qu'ils l'aient

fait ou pas. Ils peuvent le traîner toute leur vie comme un boulet. Le terme habituel, c'est "avouer" son homosexualité, avec une connotation de faute. Annoncer son homosexualité, c'est un peu comme "baiser devant ses parents". C'est très difficile!

Et il n'y a pas d'ordre dans cette triple transgression. Tout est possible, ça peut s'étaler sur trois jours comme sur trente ans. Pour certains, le *"coming-out"* ne se fera jamais. Car il y aurait une menace de rupture avec l'environnement proche, et l'idée de prendre ce risque est insupportable. C'est pourquoi à un moment, certains arrêtent de (se) poser la question, cela reste un non-dit: tout le monde le sait, mais personne n'en parle. Je connais beaucoup de gens qui vivent avec une double identité, ce n'est pas facile.»

Pour les femmes lesbiennes, les difficultés peuvent être les mêmes, mais aujourd'hui encore, notre société accepte plus facilement de voir deux femmes se tenant par la main dans la rue que deux hommes enlacés, probablement parce que cette image va à l'encontre de nos clichés ancestraux concernant la virilité…

Doutes et questionnements

Garçons ou filles, vous êtes ainsi nombreux.ses à me parler de vos doutes et de vos questionnements, quel que soit le stade auquel vous en êtes de ce cheminement intérieur si complexe. Et bien évidemment, les conceptions de vos parents et de votre entourage à ce sujet, allant de l'ouverture d'esprit théorique la plus totale à la franche homophobie, sont déterminantes dans votre manière d'envisager ce sujet. La première étape, l'acceptation de soi, est souvent la plus importante. Et l'on sait que le risque suicidaire à l'adolescence est multiplié par treize pour les jeunes qui se découvrent une orientation sexuelle différente. Ce qui peut donner une idée de la souffrance générée par ces questionnements et la peur d'être rejeté.e!

Pourtant, l'on sait aujourd'hui que l'orientation sexuelle n'est pas un choix, mais un état de fait. Même si aucune cause précise et unique ne peut être avancée. De nombreux chercheurs ont consacré leurs travaux à une éventuelle origine biologique de l'orientation sexuelle qui donnent lieu à plusieurs théories. Comme celle de l'imprégnation du fœtus à un niveau de testostérone supérieur à la normale au cours de la vie prénatale, qui affecterait le développement de certaines structures du cerveau agissant sur l'orientation sexuelle.

En réalité, aucune théorie ne peut être considérée aujourd'hui comme fiable, définitive ou satisfaisante, et il faut plutôt considérer qu'une multitude de facteurs pèsent sur la détermination de l'orientation sexuelle, à la fois probablement biologiques, hormonaux, mais aussi cognitifs, environnementaux, socioculturels... Et quoi qu'il en soit, nul ne saurait affirmer que le fait de résoudre la question de l'origine de l'homosexualité permettrait d'instaurer un climat universel de tolérance et d'acceptation de cette particularité !

Au pays des droits de l'homme (de l'humain?), il semble pourtant urgent de laisser vivre chacun.e dans la singularité de son orientation sexuelle et de son identité, cela éviterait beaucoup de souffrance inutile ! Et permettrait aux personnes concernées d'être aussi plus indulgentes avec elles-mêmes, même si elles ne correspondent pas à l'idéal valorisé par la société, la famille, le groupe social, etc. auxquels elles appartiennent. Il devrait ainsi en être de même pour l'ensemble des orientations sexuelles existantes: l'homosexualité mais aussi la bisexualité ou encore la pansexualité (être attiré.e par tout individu, quel que soit son genre, incluant les personnes non binaires et les transsexuel.le.s)...

L'identité sexuelle et la transidentité

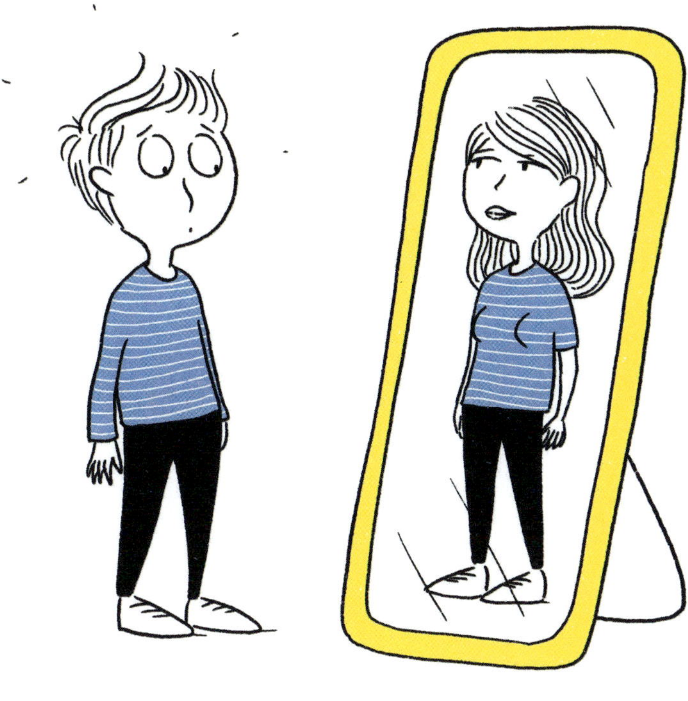

La transidentité, ou le fait de se qualifier « transgenre » ou simplement « trans », désigne le fait d'avoir une identité sociale différente de son sexe biologique de naissance. Et ce de façon persistante, induisant la nécessité pour soi d'agir dans le sens d'une transition sociale et/ou physique de son sexe vers l'autre, ou d'en avoir l'intention. Les personnes transgenres expliquent très clairement se sentir emprisonnées dans le corps d'un sexe biologique dans lequel elles ne se reconnaissent pas. D'autres revendiquent une neutralité de genre relevant de la « non-binarité » et refusent d'être assignées à l'un ou l'autre sexe.

Les trans (1 sur 10000 hommes et 1 sur 40000 femmes) ne vivent pas tous leur situation de la même manière. Une partie d'entre eux va s'orienter vers un parcours de transformation physique qui peut aller jusqu'à la réassignation chirurgicale sexuelle (phalloplastie, vaginoplastie, mammectomie...), d'autres se contentent d'un traitement hormonal (testostérone ou œstrogènes). Au niveau du vocabulaire, on parle de « MtoF » pour désigner le parcours de transition homme vers femme, et de « FtoM », de femme vers homme.

Le rôle social et l'apparence physique sont cruciaux pour les personnes transgenres, qui ont souvent à lutter pour obtenir un corps conforme à leur identité psychologique, mais aussi une reconnaissance par leur entourage de leur identité, qui accepte (ou non) de les appeler par le prénom qu'elles se choisissent. Il est également très important pour les personnes transgenres d'être « genrées » de la manière qui leur correspond : l'utilisation adéquate du pronom il ou elle est jugé comme un acquis fondamental pour tou.te.s. Car ceci reste souvent difficile, et ce parfois même lorsque l'état civil a déjà été modifié !

Bien distincte de la question de l'homosexualité, la transidentité génère aussi beaucoup de difficultés et de souffrances. Malgré le fait que le sujet soit abordé de plus en plus fréquemment par les médias, les personnes transgenres subissent au quotidien beaucoup de discriminations, parfois même de violences, et font l'objet d'incompréhensions qui aboutissent encore trop souvent à un rejet.

La dysphorie de genre

La dénomination de la transidentité a également évolué ces dernières années, puisqu'on parle aujourd'hui de « **dysphorie de genre** » pour désigner le malaise et l'inconfort suscités par le fait de se sentir en inadéquation avec son sexe biologique. Si les personnes homosexuelles qui racontent très bien avoir longtemps éprouvé un sentiment d'étrangeté dans les relations avec leurs pairs à l'adolescence, **les personnes transgenres expriment, quant à elles, avoir fait l'expérience d'une violente incongruité face au spectacle de leur propre corps soumis à la puberté, qui transforme notablement les parties génitales, et marque encore plus l'appartenance au sexe biologique de naissance.** À l'adolescence, les personnes transgenres vivent ainsi souvent de manière insupportable la « loi de la nature » qui les contraint à devenir témoins impuissants d'un corps qui mute et se sexualise à l'opposé de ce qu'ils ressentent comme étant leur identité.

Aujourd'hui, un garçon transgenre (un garçon qui a un sexe biologique féminin) peut obtenir un traitement médicamenteux qui supprimera ses règles, si cela lui est insupportable. Encore faut-il pouvoir être orienté vers les équipes professionnelles qui savent accompagner et prendre en charge ces questions, parce qu'elles y ont été formées. Car la communauté médicale elle-même a longtemps été divisée sur ce sujet, contribuant d'une certaine manière à entretenir une discrimination de ces personnes en ne favorisant pas leur accès aux soins. Mais ceci est en train d'évoluer de manière impressionnante. Les associations de personnes transgenres peuvent aussi être d'une aide précieuse pour guider vers les bons lieux de soins.

7

"Plan cul" et "sex friend" : peut-on dissocier le sexe et les sentiments ?

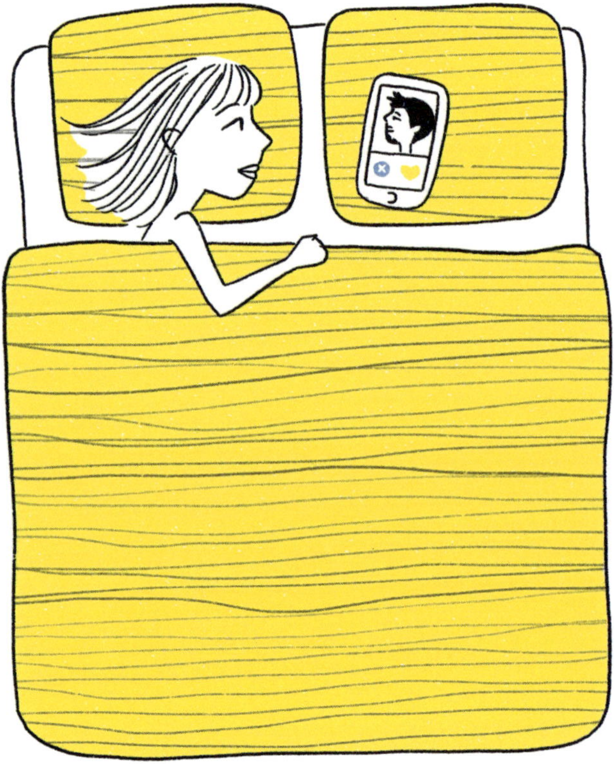

Cela va bientôt faire dix ans que l'expression «plan cul», a fait son entrée dans le Petit Robert: en 2013, l'année du plein essor des applications de rencontre. Qu'est-ce que cette nouvelle expression indique sur le plan de l'évolution de notre société et de nos comportements amoureux et sexuels? Également écrit «plan Q», cette expression brève désigne une relation ponctuelle ou régulière qui consiste en des relations purement sexuelles.

Même si l'irruption de ce terme dans notre célèbre dictionnaire peut paraître anodine, elle représente en réalité l'officialisation d'un bouleversement dans notre sexualité contemporaine: soudain, le rapport entre le sexe et l'amour s'inverse! C'est ce qu'explique le sociologue Jean-Claude Kaufman, observateur de longue date de nos comportements : « Alors qu'autrefois, l'amour menait au sexe, nous assistons à un véritable retournement historique, désormais, c'est le sexe qui peut mener à l'amour[12]. »

Aujourd'hui, selon les applications de rencontre, de Tinder à Grindr en passant par Fruitz, Bumble, Adopteunmec, Meetic, Once..., vous pouvez choisir de rencontrer quelqu'un pour une histoire d'amour, un plan d'un soir, un.e partenaire pour une pratique sexuelle spécifique à expérimenter, un plan Q régulier, voire un.e «sex friend»... La palette de possibilités est quasi infinie.

Mais il est indéniable que ces nouvelles modalités de rencontre impactent et modifient nos us et coutumes en matière de relations, qu'elles soient amoureuses ou purement sexuelles. Comment ? Probablement en nous donnant une illusion de maîtrise sur quelque chose qui, par nature, échappe à notre contrôle: à savoir l'aléa de la rencontre avec autrui, des émotions que cette rencontre peut ou non susciter en soi, du déroulement de la relation à venir, des prémices de la relation... à la rupture.

L'autre aspect déroutant de ce nouveau *modus operandi* concerne les critères de recherche de partenaire, de plus en plus précis, proposés par les applis. **Cette précision dans les items à cocher lors de l'inscription induit un niveau d'exigence qui relève bien plus du**

12 - Jean-Claude Kaufman, *Sex@amour*, Armand Colin, Malakoff, 2010, p. 172.

fantasme que de la possible réalité, et réduit notre propre représentation de la personne qui nous conviendrait. Et c'est toujours le grand écart entre la théorie et la pratique qui se vérifie dans l'alchimie de la rencontre. Car, dans la réalité, il arrive très souvent que l'on tombe amoureux.se, ou simplement, que l'on soit très séduit.e par quelqu'un à qui l'on ne se serait probablement jamais intéressé.e s'il.elle nous avait été décrit.e froidement par une liste d'items.

Les différents statuts relationnels : du « plan Q » au.à la « sex friend »

Si le plan Q est théoriquement un plan d'un soir, il peut devenir régulier et se transforme alors en « sex friend », également appelé en anglais *« fuck buddy »*, ou *« friend with benefits »*, que l'on pourrait traduire par « pote de baise ». Dans cette configuration, la sexualité représente le ciment du lien entre deux personnes, qui peut s'apparenter à de l'amitié avec une attirance sexuelle.

Les « sex friends » peuvent avoir plusieurs fonctions, parmi lesquelles permettre d'expérimenter la sexualité dans une relation sans enjeu affectif et dans un climat de confiance puisqu'il s'agit aussi d'une relation amicale. Ainsi, la rencontre supposée être occasionnelle peut se prolonger en une amitié qui n'exclut pas le partage d'une intimité sexuelle sporadique, ou régulière.

Mais de la théorie à la pratique, les choses se compliquent : car rien n'empêche ou ne protège contre le danger de tomber amoureux.se de son.sa « sex friend », même si cela ne faisait pas partie du « contrat initial », et là tout devient plus flou, et parfois plus douloureux...

L'ocytocine, la sexualité, et l'attachement

En tant qu'êtres humains, nous sommes inégaux face aux émotions, même si la plupart d'entre nous sommes capables de reconnaître leur impact sur nos comportements.

Mais en termes de physiologie, il existe un phénomène qui dépasse le champ des émotions et de la raison, et concerne a priori tout le monde. Des études scientifiques ont démontré que l'orgasme sexuel provoque une libération d'ocytocine dans l'organisme. Lorsque l'orgasme intervient dans le cadre d'une relation sexuelle avec partenaire, cette hormone dite « de l'attachement[13] » viendrait favoriser l'attachement au.à la partenaire sexuel.le qui nous a donné du plaisir. Ce qui rendrait difficile la dissociation complète entre sexe et sentiments.

Indépendamment de la pure physiologie, **la part émotionnelle de la sexualité est essentielle**. Lorsque tout se déroule dans un climat sécure et bienveillant, les caresses, les câlins, le rapprochement tendre et sensuel des corps qui accompagnent la montée de l'excitation et conduisent au plaisir sexuel favorisent à l'évidence un attachement au.à la partenaire, qui nous fait du bien par sa présence et ses attentions et son désir de nous donner du plaisir.

Toutefois, certaines personnes sont plus habiles que d'autres pour faire la part des deux et trouver pour elles-mêmes un compromis confortable entre le plaisir à tirer de relations sexuelles et le fait de conserver une liberté qui exclut une relation stable et exclusive.

Et nous ne sommes pas tous égaux.ales devant la capacité et la manière que nous avons de nous attacher à un autre être humain. Car celles-ci sont déterminées à la fois par notre tempérament individuel et notre histoire de vie.

13 - Connue pour sa libération importante au moment de la naissance, provoquant l'attachement immédiat et réciproque du nourrisson à sa mère.

Qu'est-ce que l'attachement ?

À la suite du psychiatre et psychanalyste anglais John Bowlby, qui définit dans les années 1950 l'attachement comme un besoin primaire, la psychologue américaine Mary Ainsworth définit une décennie plus tard trois types d'attachements, qui reflètent la manière dont nous avons vécu nos premiers liens avec les personnes qui ont pris soin de nous dans notre enfance :

- l'attachement sécurisant (confiant), issu de l'expérience vécue avec un adulte présent et réceptif à nos besoins psychoaffectifs ;
- l'attachement anxieux-ambivalent, résultant d'une certaine instabilité de ce lien précoce ;
- l'attachement évitant (méfiant), fruit d'expériences déstabilisantes répétées avec des adultes négligents et rejetants.

Dans nos relations amoureuses, nous sommes ainsi amené.e.s à éprouver, de nouveau, des difficultés ou au contraire une certaine facilité à nous lier et à éprouver de l'affection. Ce modèle a été approfondi par d'autres psychologues chercheurs dans les années 1980 et 1990, qui ont montré que ces caractéristiques induisent des conséquences notables sur nos relations amoureuses et notre sexualité : l'anxiété d'abandon, la crainte de la dépendance, la peur de la solitude, la difficulté à faire confiance, la jalousie maladive… entre autres.

Pour le dire plus simplement, il existe de nombreux facteurs, conscients et inconscients, qui nous poussent à nous attacher ou au contraire à fuir l'engagement affectif, et influent sur notre capacité à vivre des relations amoureuses sereines et satisfaisantes. Certain.e.s d'entre nous auront ainsi tendance à rechercher la sécurité dans leurs relations affectives quand d'autres privilégieront des expériences sexuelles qui excluent toute possibilité d'attachement. Et entre les deux, il existe toute une variété de possibilités…

L'amour et le sexe sont deux choses différentes qui ne sont pas toujours liées. La seule chose indispensable au sexe, ce n'est pas l'amour, mais le respect, l'attirance et le désir mutuels. En revanche, nul ne peut prévoir s'il.elle tombera amoureux.se de son.sa partenaire sexuel.le. Et d'innombrables facteurs, internes et externes, pèsent sur l'issue de nos relations.

Il faut donc accepter que nos rencontres – faites dans le monde réel ou via des applications de rencontres, peu importe – nous mènent dans des lieux où nous n'avions pas forcément prévu d'aller. C'est donc un risque à prendre… ou pas ! À vous de voir. Quoi qu'il en soit, bien se connaître et se comprendre est un préalable qui peut permettre d'éviter des déconvenues douloureuses dans sa vie affective et sexuelle.

8

Comment choisir sa contraception et en parler avec son·sa partenaire ?

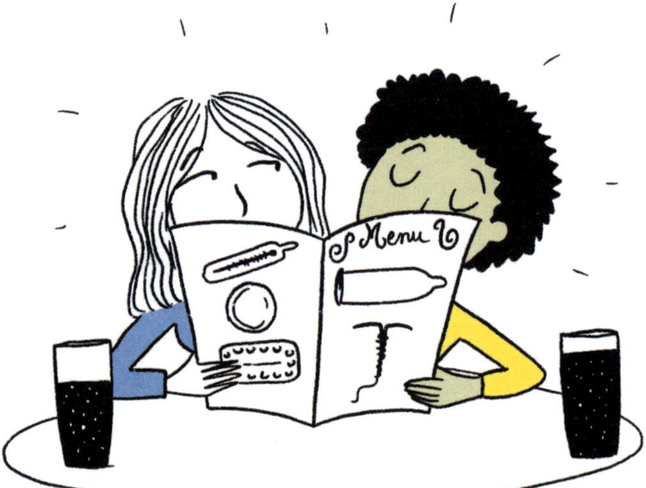

De la conception à la contraception

Lorsqu'il n'est pas question d'envisager une grossesse et une naissance à venir, la contraception s'impose. Elle concerne toujours les deux partenaires, et pas seulement la femme, comme on l'a longtemps et injustement considéré.
Même si le sujet paraît délicat, il existe différentes manières de l'aborder. Par exemple, en se renseignant ensemble sur les différentes méthodes contraceptives qui s'offrent à vous, en discutant ensuite de la méthode qui vous paraît la mieux adaptée à vous-même et à votre couple, en explorant ensemble le fonctionnement de la méthode envisagée, en échangeant sur vos interrogations éventuelles et respectives, et en allant ensemble consulter un.e professionnel.le de santé pour lui poser toutes les questions qui vous paraissent importantes.

Choisir son mode de contraception

Voici quelques éléments d'information sur les différents moyens de contraception disponibles actuellement. La meilleure contraception est celle adaptée à votre mode de vie.
L'examen gynécologique n'est pas obligatoire pour obtenir un moyen de contraception, cela ne doit donc pas vous empêcher de consulter si vous appréhendez cet examen. Il sera en revanche nécessaire plus tard, pour le suivi de votre santé sexuelle. Il faut se préparer à l'idée que vous devrez vivre un jour cette expérience, car c'est un passage obligé de toute vie de femme ! Et cela peut aussi très bien se passer, si vous choisissez bien le.la professionnel.le que vous consultez. Ceux.celles que vous rencontrerez notamment dans les centres de planification et dans les services de médecine préventive destinés aux étudiant.e.s sont bienveillant.e.s, ils.elles sauront respecter vos éventuelles réticences et vous rassurer.

La plupart des méthodes contraceptives sont remboursées par la Sécurité sociale, mais pas toutes et pas toujours à 100 %. Trouver la méthode qui vous convient peut prendre du temps, et nécessiter plusieurs essais non concluants avant de trouver la formule qui vous va le mieux !

Et pour choisir, rien ne remplace une consultation personnalisée et un échange avec un.e professionnel.le spécialiste du sujet comme un.e infirmier.ère chargé.e de ces questions au service de médecine préventive dont vous dépendez !

À savoir : la méthode du retrait avant éjaculation ou la méthode du calcul des jours selon le cycle pour éviter les périodes de fertilité ne sont pas des méthodes contraceptives fiables et de nombreux bébés ont été conçus de cette manière !

Les méthodes hormonales

Les méthodes hormonales sont toutes composées d'hormones féminines diffusées dans le sang, similaires à celles fabriquées par les ovaires.

La pilule contraceptive traditionnelle

Mélange d'œstrogènes et de progestérone, il s'agit de comprimés à prendre tous les jours pendant trois semaines inhibant l'ovulation pour empêcher tout risque de grossesse.

Le timbre et l'anneau vaginal contraceptifs

C'est un timbre de 4 cm de côté adhérant à la peau et diffusant des hormones. On le change une fois par semaine pendant trois semaines, puis on fait une pause d'une semaine.

La minipilule et le stérilet hormonal (Mirena)

28 comprimés de progestérone à prendre pendant vingt-huit jours rigoureusement chaque jour à la même heure. Le stéril et hormonal est un dispositif intra-utérin qui diffuse de la progestérone. Il peut rester en place et être efficace pendant trois à cinq ans.

Le DIU[14] ou stérilet au cuivre

Contrairement au stérilet hormonal, le stérilet de cuivre ne contient aucune hormone.
C'est un petit objet en forme de T fait de plastique et de cuivre et mesurant 3,5 cm de large, que le médecin insère dans l'utérus. Il peut rester en place et être efficace sur une période de trois à cinq ans. L'efficacité de cette méthode contraceptive atteint les 98 %.

Les méthodes barrières

Les méthodes barrières bloquent mécaniquement le passage aux spermatozoïdes dans le vagin.

Les préservatifs

Le préservatif masculin est une fine gaine de latex ou de polyuréthane ou de membrane naturelle renforcée à sa base d'un anneau plus épais et qu'on déroule sur le pénis en érection (voir également « Le préservatif externe » dans le chapitre sur la prévention, p.128).
Pour bien le choisir, il faut distinguer entre les différentes matières, dont certaines peuvent favoriser les allergies, et les tailles pour choisir le modèle qui conviendra le mieux.
Les préservatifs des marques Eden et Sortez couverts sont remboursés par la Sécurité sociale à 60 % (à condition d'être prescrits par un médecin ou une sage-femme), les mutuelles complètent théoriquement ce remboursement.
Pour une protection maximale, il est possible d'associer les préservatifs à un autre moyen de contraception (pilule, spermicides, etc.) : c'est ce qu'on appelle la double protection.
Le préservatif féminin est une pochette souple en polyuréthane munie de deux anneaux flexibles. Fermé à son extrémité interne et ouvert à son extrémité externe, il recouvre les parois vaginales

14 - Dispositif intra-utérin.

et le col de l'utérus. L'anneau intérieur le maintient en place et l'anneau extérieur ressort du vagin. Son utilisation nécessite un petit entraînement préalable.
Il peut être utilisé seul ou en complément d'une autre méthode de contraception telle que la pilule, le DIU, l'implant...

Le diaphragme

Le diaphragme est un obturateur en forme de coupole fait de silicone ou de latex, bordé d'un anneau semi-rigide qui couvre l'ouverture du col de l'utérus. Il en existe de différentes tailles. Lors d'un examen gynécologique, le médecin détermine la taille qui convient. Le diaphragme s'insère ensuite quelques heures avant la relation sexuelle et doit y rester au moins six heures après l'éjaculation du partenaire.

L'éponge contraceptive

L'éponge contraceptive est une petit éponge douce faite de mousse de polyuréthane imbibée d'une substance spermicide. D'un diamètre de 4 à 5 cm, on l'insère dans le fond du vagin, près du col utérin, quelques heures et jusqu'à quinze minutes avant un rapport sexuel et peut y rester douze heures. Il est déconseillé de la laisser plus de vingt-quatre heures afin d'éviter le rare mais possible syndrome du choc toxique. Elle peut être considérée comme un mode de contraception occasionnel pour les femmes qui ne veulent pas d'un moyen contraceptif trop contraignant et n'ont pas d'activité sexuelle régulière. On ne peut pas l'utiliser pendant les règles.

Les spermicides

Sous forme de mousses, de crèmes, de gelées ou d'ovules, les spermicides sont des substances à usage vaginal qu'on peut utiliser ou non en plus d'un préservatif.

La contraception d'urgence

La pilule contraceptive d'urgence – dite aussi à tort « pilule du lendemain » car il faut la prendre le plus tôt possible et ne pas attendre le lendemain – sert à empêcher une grossesse après un rapport sexuel non protégé ou lorsque le moyen de contraception a fait défaut, par exemple en cas d'oubli de pilule, de préservatif troué ou encore lorsque vous avez subi une agression sexuelle.
Il en existe deux :

- le Norlevo (nom générique : Levonorgestrel), à prendre dans les trois jours après le rapport ;
- le EllaOne qui peut être pris jusqu'à cinq jours après.

Dans tous les cas, plus elle sera prise tôt, plus elle sera efficace.
On peut se la procurer en pharmacie ou dans un centre de planification. Une ordonnance n'est pas nécessaire, sauf si vous souhaitez être remboursé.e.
Sa fiabilité relative contraint à faire un test de grossesse dans les trois semaines suivant le rapport non protégé.
Les tests de grossesse urinaires sont gratuits dans les centres de planification. Si le test est positif et que vous ne souhaitez pas poursuivre une grossesse, vous pouvez recourir à un avortement.
Attention : la contraception d'urgence ne peut et ne doit pas être considérée comme une méthode contraceptive.

L'IVG

Il est aujourd'hui possible de recourir à une IVG, une interruption volontaire de grossesse, jusqu'à douze semaines de grossesse, soit quatorze semaines d'aménorrhée[15]. 35 % des femmes avortent au moins une fois dans leur vie, soit « une sur trois »[16].

15 - Aménorrhée : absence de règles.
16 - D'après le titre de l'ouvrage du gynécologue Philippe Faucher, qui défend depuis longtemps le droit des femmes à l'avortement : *Une sur trois – Leurs corps, leurs choix : le plaidoyer pour l'avortement d'un médecin engagé*, Robert Laffont, Paris, 2021.

Le droit à l'avortement en France

Le droit des femmes à vivre leur sexualité sans procréer, à poursuivre ou non une grossesse est la condition première de leur égalité avec les hommes. Depuis le 17 janvier 1975, la loi Simone Veil a dépénalisé l'avortement en France. Cependant, malgré les quarante-sept ans qui nous séparent du vote de cette loi tant attendue par les femmes, il n'est pas toujours facile d'avorter. Et les détracteur.rice.s de l'IVG restent nombreux.ses, bien qu'aujourd'hui le délit d'entrave à l'IVG soit puni par la loi française de deux ans d'emprisonnement et 30 000 € d'amende. N'hésitez pas à contacter le MFPF (Mouvement français du planning familial) le plus proche de chez vous si vous tombez sur un.e professionnel.le qui refuse de donner suite à votre demande d'IVG.

Il existe deux méthodes d'IVG :

- l'IVG instrumentale ou chirurgicale, pratiquée obligatoirement en établissement de santé (hôpital ou clinique). Elle est réalisée sous anesthésie générale ou locale et consiste en une aspiration de l'œuf, précédée d'une dilatation du col de l'utérus, qui peut être facilitée par la prise préalable d'un médicament. L'intervention dure généralement une dizaine de minutes ;
- l'IVG médicamenteuse, qui peut être pratiquée à l'hôpital, en clinique, mais aussi en cabinet de ville, en centre de planification ou de santé. Elle consiste à prendre deux médicaments : le premier interrompt la grossesse, et le second, pris trente-six à quarante-huit heures plus tard, provoque l'expulsion de l'œuf. Cette méthode ne nécessite ni anesthésie, ni intervention chirurgicale.

La technique utilisée dépend de votre choix et/ou du terme de votre grossesse.

Il n'y a pas de condition d'âge à respecter, mais, si vous êtes mineure, vous devez vous faire accompagner d'une personne majeure (qui peut être un.e ami.e et pas nécessairement un membre de votre famille).
Le coût de l'IVG est pris en charge à 100 % par la Sécurité sociale, sans avance de frais, sur la base d'un tarif forfaitaire, alloué aux professionnels.

Le vécu de l'avortement n'est pas forcément douloureux, ni dramatique, mais c'est toujours un moment marquant dans la vie d'une femme. Et parfois, la décision est difficile à prendre. N'oubliez pas que vous êtes la plus à même de prendre cette décision, quelles que soient les pressions qui s'exercent éventuellement sur vous.

Et n'hésitez pas, même si le temps presse dans ce contexte, à prendre le temps de la réflexion avec une personne neutre et bien intentionnée, idéalement un.e professionnel.le formé.e à ces questions, comme on en rencontre dans les centres de planification[17].

17 - Vous pouvez trouver les coordonnées des centres de votre région à l'adresse suivante : https://ivg.gouv.fr/les-centres-de-planification-ou-d-education-familiale.html

9

Pourquoi, parfois, cela ne marche pas ?

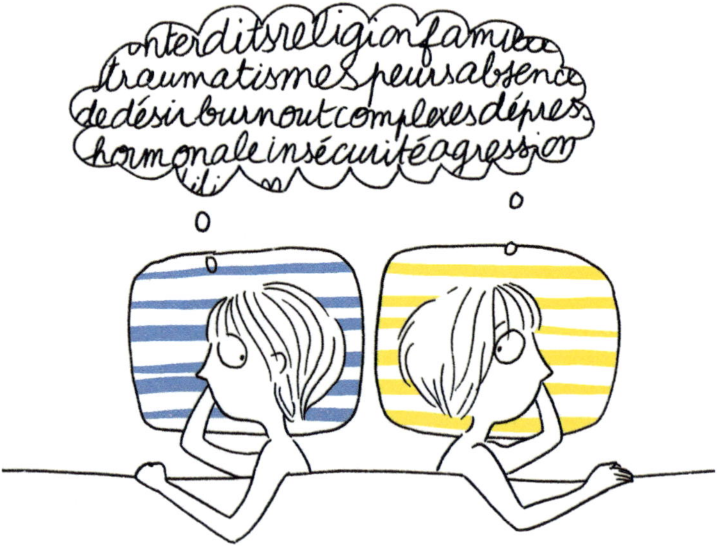

Dans le cadre de mes vacations de psycho-sexologie à l'université, je vous écoute me parler de nombreuses inquiétudes quant à d'éventuelles dysfonctions sexuelles.
Je dis « éventuelles », car très souvent, vous avez beaucoup d'idées reçues sur la manière dont votre corps devrait réagir. Et il arrive que ce que vous prenez pour des troubles corresponde en réalité à une mauvaise interprétation de vos propres réactions, liée à une méconnaissance de votre corps et de la physiologie sexuelle. Vous n'y êtes pour rien puisque vous n'avez, pour la plupart d'entre vous, jamais reçu d'informations à ce sujet.
Voici donc quelques éléments destinés à vous informer et à vous repérer parmi les principales difficultés sexuelles. L'idée étant aussi d'attirer votre attention sur la nécessité de faire la part entre la dimension organique et la dimension psychologique de ces troubles, et de ne pas favoriser l'une au détriment de l'autre, sous peine de n'y rien comprendre !

Pourquoi le désir sexuel est-il si capricieux ?

Motif de consultation numéro un en sexologie, le désir sexuel est un sujet délicat qui pose autant question aux femmes qu'aux hommes, mais sans doute de manière différente.
Au-delà du cliché selon lequel les femmes n'auraient pas de désir spontané tandis que les hommes auraient « toujours envie de sexe » – puisque l'inverse s'observe aussi fréquemment –, le désir reste énigmatique dans son apparition, dans son expression et dans la manière dont il peut ou ne peut pas être accueilli par les uns et les autres.
La disponibilité psychique est au cœur des conditions de possibilité de l'émergence du désir; n'importe quelle préoccupation extérieure peut faire irruption et perturber voire inhiber totalement le désir sexuel : la liste de courses, une anxiété anticipatrice comme la peur d'avoir mal ou de ne pas être un.e partenaire satisfaisant.e, la difficulté à lâcher prise et à se concentrer sur ses sensations

corporelles, la peur de tomber enceinte, d'attraper une infection sexuellement transmissible... toutes ces pensées dites «parasites» peuvent rendre totalement hermétique et inaccessible au désir sexuel. Enfin et même si cela peut paraître trivial, il est difficile de se laisser aller à son désir lorsque l'on ne dispose pas de suffisamment d'intimité, notamment en termes d'espace. La vie en colocation ou la promiscuité d'un appartement familial peuvent se révéler peu propices à l'épanouissement du désir sexuel.

Le désir ne se commande pas, et il est aussi important de pouvoir dire que l'on n'a pas envie d'un moment d'intimité sexuelle. J'entends trop de femmes me raconter qu'elles se forcent à des rapports intimes et sexuels parce qu'«il le faut bien», ou parce que «j'aime cette personne, donc je me persuade qu'elle m'attire physiquement même lorsque ce n'est pas le cas». Ces rapports sexuels pas vraiment consentis peuvent ensuite évoluer vers un rejet global du sexe et générer des douleurs pendant les expériences suivantes, même lorsqu'elles sont, cette fois, vraiment désirées, avec un.e partenaire qui nous plaît.

Enfin, pour conclure sur ce thème, je dirais que le meilleur moteur du désir sexuel est le souvenir d'une expérience sexuelle satisfaisante... qui donne envie de recommencer!

Que faire des dilemmes entre notre éducation, notre culture familiale et ce que l'on ressent dans notre corps?

Le poids de l'histoire familiale

Comme vous le savez, les garçons ne naissent pas dans les choux, ni les filles dans les roses. Et bien que depuis longtemps vous ne croyiez plus non plus au père Noël, vous vivez (comme nous tou.te.s) dans des familles dans lesquelles on raconte des histoires, notamment sur la sexualité: sur ce qu'elle est, devrait être, n'est pas… ou encore sur ses effets et ses conséquences dans l'histoire familiale.

Qui n'a pas dans sa généalogie un secret de famille du registre sexuel ? Un enfant illégitime, un grand-père pédophile, un autre qui se travestissait, un père qui se révèle ne pas être le sien, une contamination d'une grande sœur au VIH, la fréquentation de prostituées par un oncle, un inceste de fratrie sur plusieurs générations, la révélation tardive d'une homosexualité…

On peut aussi avoir grandi au contraire dans une famille où l'on ne raconte rien du tout, ce qui revient au même, car alors on devine, on fantasme, on imagine… on perçoit beaucoup malgré le silence.

Dans les familles, les secrets liés à la sexualité sont les plus tabous et les plus fréquents. Et nous savons bien que beaucoup de choses se transmettent de manière implicite, c'est ce qu'on appelle le « transgénérationnel » : ce qui ne peut pas se penser, ni se dire, se transmet par l'inconscient de génération en génération, et agit insidieusement en chacun.e de nous.

Ce sont tous ces secrets de famille, ces tabous, ces non-dits qui peuvent générer un sentiment de malaise, conduisant au silence. Et aux inhibitions. **L'expérience clinique montre que de très nombreux blocages sexuels trouvent leur origine dans cet héritage explicite ou implicite, dont nous sommes porteur.se.s, même si nous n'en avons pas conscience.**

Lorsque les difficultés sont en lien direct avec un discours explicite, il est plus facile d'en avoir conscience et de les déconstruire. En voici quelques exemples, souvent rapportés, dans le cadre de la relation-transmission de mère à fille :

- une représentation négative ou péjorative de la sexualité : « les filles qui aiment ça sont des putes », ou « il faut bien passer à la casserole ! », comme si le désir explicite d'une femme était honteux ;
- un vécu catastrophique de la grossesse, de la naissance : « c'est la pire douleur de ma vie », « le jour de ta naissance a été un jour

affreux pour moi », générant une phobie de la grossesse et une crainte de tomber enceinte qui peut entraver la sexualité ;
- des symptômes sexuels effrayants généralisés à l'ensemble de la famille : « nous, dans la famille, on est toutes vaginiques ! », comme si la souffrance sexuelle était une fatalité ou un « destin familial », comme si ces troubles étaient génétiques ;
- une description terrifiante de la « première fois » : « c'est un bain de sang, on ne prend aucun plaisir, et cela ne s'arrange pas vraiment ensuite », etc.

Chez les garçons, les injonctions à la virilité et à la performance sont fréquentes et peuvent se transmettre de père à fils sur le mode particulièrement péjoratif du : « il faut en baiser un maximum ! », sous-entendu « sinon tu n'es pas un homme ! ».
Mais certaines mères ne sont pas non plus en reste pour transmettre à leurs garçons des injonctions dévastatrices du type « tous les hommes sont des violeurs », ou encore « les hommes sont là pour faire jouir les femmes », en lien avec leur propre expérience, ou parce qu'elles projettent sur eux une image négative ou purement utilitaire du masculin. Les blocages sexuels se matérialisent alors sous la forme d'une inhibition à la sexualité, par peur de blesser l'autre ou, tout au contraire, par une angoisse de performance liée à la peur irrationnelle de ne pas « être à la hauteur des supposées attentes féminines », ou de la virilité dont ils devraient faire preuve.
Inévitablement, ces discours négatifs portent atteinte à l'intimité, et à la représentation que l'on se fait de ce qui sera possiblement vécu dans notre sexualité. Et provoquent inhibitions et blocages. Car au début, ce sont nos seuls points de repère. Il faudra attendre de construire notre propre rapport à la vie sexuelle et, parfois de longues années pour s'extirper de ces discours, et s'approprier notre corps sexué, indépendamment de l'ombre portée sur notre sexualité par celle de nos mères et de nos parents en général.
Et soit dit en passant, nous ne devrions rien savoir de la sexualité de nos parents ! Comme ils n'ont rien à savoir de la nôtre...

La culture familiale est ainsi faite d'opinions, de croyances, de représentations que nous transmettent nos parents et nos grands-parents. Il est fondamental d'en avoir conscience pour pouvoir s'en dégager. Dans ce bagage aux nombreuses poches, la dimension culturelle et religieuse impacte fortement l'élaboration de nos idées au sujet de ce qu'est ou devrait être la sexualité. Et la nôtre en particulier. Ce qui est permis et ce qui est interdit par notre culture familiale délimite la plupart du temps les contours de notre liberté d'action sexuelle. Et même lorsque l'on revendique une certaine liberté ou un esprit de rébellion par rapport à cet héritage parfois jugé trop contraignant, des blocages peuvent surgir, car l'on intériorise souvent malgré soi les interdits familiaux, même si on les désapprouve sur le plan intellectuel.

Il m'arrive ainsi de rencontrer très fréquemment de jeunes homosexuel.le.s issu.e.s de familles croyantes et pratiquantes (indifféremment des trois monothéismes) ayant toujours tenu un discours, sinon homophobe, du moins exclusivement tourné vers une vision hétérocentrée et reproductive de la sexualité. Ces jeunes vivent un dilemme douloureux entre ce qu'ils.elles ressentent dans leur corps, l'attirance sexuelle qui s'impose à eux.elles, et ce qu'ils.elles ont appris dans leur famille comme étant la norme. Un conflit de loyauté aiguë se fait jour pour eux.elles du fait de la tension insoluble entre leur orientation sexuelle – qui, rappelons-le, n'est en rien un choix – et la crainte de décevoir leurs parents, voire d'être rejeté.e.s par eux, parce qu'ils.elles ne sont pas « conformes » aux attentes explicites ou implicites de ces derniers. Ils.elles sont nombreux.ses à vouloir tenter de vivre des expériences hétérosexuelles, et retardent souvent jusqu'à l'insupportable le fait d'assumer pour eux.elles-mêmes leur véritable orientation sexuelle. Ce qui est une source de souffrance très importante.

Les interdits religieux et culturels

L'autre sujet que je rencontre très fréquemment concerne les interdits supposément posés par les religions quant à certaines pratiques sexuelles, et notamment la masturbation. Je ne compte plus le nombre de consultations consacrées à des jeunes hommes qui me demandent : « Comment faire pour ne plus se masturber car c'est interdit, c'est mal. Si tu n'es pas capable de te maîtriser, tu es malade. C'est un péché, exactement comme la fornication (rapport sexuel hors mariage). Un homme ne doit pas se procurer de plaisir tout seul. » Ils acceptent l'idée d'avoir des éjaculations nocturnes, car « elles sont involontaires », mais n'arrivent pas à prendre de distance vis-à-vis de l'éducation religieuse reçue à ce sujet pour assumer une masturbation active dont ils ressentent le besoin. Ils se sentent déloyaux et ont le sentiment de trahir leurs parents, leur culture, leur religion, d'être immoraux et coupables. De nombreuses idées fausses alimentent également les croyances au sujet de ces pratiques sexuelles « diabolisées », comme l'idée que la masturbation viderait l'homme de son énergie vitale ou le rendrait inapte à l'accomplissement de ses tâches quotidiennes. Ainsi, le célèbre champion de boxe Mohammed Ali (parmi de nombreux autres sportifs) refusait toute pratique sexuelle avant ses matchs, au motif qu'il craignait d'en être affaibli et donc moins performant sur le ring.

Rappelons que l'abstinence sexuelle n'a aucune conséquence négative lorsqu'elle est volontaire, choisie et assumée, mais qu'elle peut être une importante source de frustration et de colère lorsqu'elle est contrainte ou subie.

Physiologiquement, l'organisme de l'homme s'adapte à son rythme éjaculatoire : en cas d'abstinence, la production de spermatozoïdes diminue, celle de testostérone également. Et ces fonctions se réveillent si l'activité sexuelle reprend. Si un homme décide d'être abstinent pendant une période donnée, cela ne pose aucun problème et n'aura donc aucune conséquence physiologique. En revanche, si cet homme lutte quotidiennement contre le désir de se masturber ou d'avoir des rapports sexuels, la souffrance et la tension psychique générées pourront occasionner une frustration et une douleur morale très difficiles à vivre. Et l'expérience montre que plus on lutte contre un désir, plus il s'impose à soi sous la forme d'une obsession.

Alors comment concilier son éducation et les valeurs reçues au sein de notre famille avec nos désirs et les normes du nouvel environnement dans lequel nous évoluons après avoir quitté le foyer familial?

Cette question est d'autant plus aiguë pour les étudiant.e.s étranger.ère.s qui subissent de plein fouet le choc culturel, et sont parfois sidéré.e.s par les différences colossales entre les coutumes et habitudes sociales de leur pays d'origine et celles de leur pays d'adoption.

Ainsi, cette étudiante récemment arrivée de Téhéran pour faire ses études, tiraillée entre le désir d'avoir une première relation sexuelle avec un garçon et le discours culturel, religieux, familial traditionnel sur la sexualité dans lequel elle a été baignée jusque-là. « Je n'aime pas dire du mal de l'Iran qui est mon pays, mais là-bas, un père peut tuer sa fille si elle couche avec un garçon avant le mariage. » Ici, elle vient de rencontrer un garçon qui lui plaît et veut tenter avec lui l'expérience. Mais son corps refuse : « La pénétration n'a pas fonctionné : j'ai senti tous mes muscles se contracter. » Son corps la protège du péché/de l'interdit posé par la culture et la famille. Et elle le dit elle-même : « Que se passerait-il si je devais retourner un jour en Iran et que j'avais perdu ma virginité ? Mon futur serait détruit. » Elle vit douloureusement ce paradoxe en forme de contradiction, liée au désir d'être une femme libre qui vit comme une Européenne, et simultanément à la peur de contrevenir aux traditions perpétuées dans sa famille et sa culture d'origine.

Cet exemple, parmi de très nombreux autres, montre qu'il faut parfois respecter ses limites corporelles qui incarnent en réalité des limites symboliques. Et de ce que peut cacher (ou révéler) ce que l'on qualifie souvent un peu trop rapidement de « vaginisme ». **Il est donc très fréquent d'être encombré.e par des injonctions morales, éducatives et culturelles au début de sa vie sexuelle. En avoir conscience est déjà un premier pas vers l'émancipation, même s'il faut souvent de longues années pour comprendre, défaire ce nœud, et faire la part des éléments qui nous appartiennent en propre, en les dégageant de ceux que l'on nous a transmis à notre insu, et qui ne nous conviennent pas toujours.**

L'introspection, mais aussi les rencontres que l'on fait, permettent progressivement de s'autodéterminer et de faire enfin les choix qui s'imposent pour se sentir en accord avec soi-même.

Il va sans dire que ces choix coûtent parfois très cher, en impliquant une rupture familiale très douloureuse. Autant que possible, l'idéal est de trouver un compromis qui autoriserait de pouvoir vivre sa vie sans pour autant avoir à se passer des liens familiaux et affectifs dont nous avons tant besoin.

Les principaux troubles sexuels chez les garçons

L'éjaculation prématurée

L'éjaculation prématurée, encore récemment appelée « éjaculation précoce », est la difficulté sexuelle masculine la plus fréquente car elle concerne un homme sur trois, quelle que soit son orientation sexuelle. Elle se définit par **une tendance récurrente de l'éjaculation à survenir avant (*ante portas*, c'est-à-dire « avant la porte d'entrée ») ou dans la minute qui suit la pénétration (vaginale ou anale), et toujours avant que l'individu ne le souhaite. Elle peut également survenir de manière jugée trop précoce dans les rapports sexuels n'incluant pas de pratique pénétrative.**

Certains hommes s'accommodent de cet état de fait, quand d'autres en souffrent énormément, et anticipent leurs rapports sexuels avec anxiété, ce qui contribue à renforcer le symptôme et à entretenir un cercle vicieux de répétition.

Pourquoi l'éjaculation prématurée?

Dans la majorité des cas, l'éjaculation prématurée résulte d'une **difficulté à ressentir finement les sensations pré-éjaculatoires et donc à savoir repérer le moment de sa survenue, afin de pouvoir exercer un contrôle volontaire sur celle-ci. Il s'agit donc non pas d'une maladie, mais d'une difficulté à gérer son excitation sexuelle** qui peut se résoudre en apprenant à maîtriser le réflexe éjaculatoire. Il n'y a donc pas à proprement parler de problème éjaculatoire dans ce trouble, sauf à de très rares exceptions, notamment en cas de pathologie urologique avérée.

On a fait l'hypothèse d'une sensibilité du gland et d'une vulnérabilité génétique plus importantes chez les hommes qui rencontrent cette difficulté, mais elle n'a pas pu être établie scientifiquement à ce jour.

La part psychologique est aussi très importante dans l'éjaculation prématurée, qui traduit souvent une anxiété de performance («tenir le plus longtemps possible»!). Et il est certain aussi que l'attitude du.de la partenaire joue un rôle très important dans la résolution de cette difficulté, ou au contraire sa persistance et son aggravation, selon qu'il.elle se montre compréhensif.ve et bienveillant.e ou au contraire, culpabilisant.e et plein.e de reproches.

> L'éjaculation prématurée se prend très bien en charge et se dépasse en consultant un.e sexologue.

Le trouble de l'érection

Aussi appelé « dysfonction érectile », le trouble de l'érection correspond à **une difficulté récurrente à obtenir et/ou maintenir une érection malgré un désir sexuel et des stimulations sensorielles adéquates.** À ne pas confondre avec une fluctuation de la rigidité de l'érection au cours du rapport sexuel, qui est parfaitement normale. Il faut aussi distinguer le trouble d'érection qui survient avec partenaire et/ou seul, pour déterminer si cette difficulté est permanente ou contextuelle.

Il est important aussi d'évaluer si l'érection n'a jamais été possible ou si elle est parfois possible. Ce qui en change la signification et la compréhension, car le trouble de l'érection peut avoir des causes organiques (hormonales, vasculaires, neurologiques ou tissulaires) et psychologiques (stress, anxiété, dépression, conflits, croyances erronées induisant des inhibitions...).

Pour le traiter, il est important de ne pas négliger d'éventuelles causes médicales, ni d'éventuels facteurs psychologiques.

Attention: la consommation d'alcool ou de drogues diverses peut aussi avoir des effets néfastes à court, moyen et long terme sur l'érection. Certains médicaments aussi.

Ce trouble entraîne la plupart du temps des pensées et des émotions négatives qui l'entretiennent : la peur de l'échec, l'impossibilité de se concentrer sur ses sensations sexuelles et la peur du rejet par le.la partenaire. Même s'il peut paraître difficile d'en parler à un.e professionnel.le, il est toujours nécessaire de consulter si ce trouble persiste, plutôt que de s'automédiquer en se procurant, par exemple, des médicaments comme le Viagra (qui est un facilitateur et non un inducteur d'érection), sans avoir bien élucidé l'origine et la cause de ce symptôme.

L'absence de désir sexuel

L'absence de désir sexuel se traduit par une absence d'érection, mais aussi par une absence de pensées et de fantasmes sexuels. Elle n'est pas forcément un trouble si l'on n'a aucun intérêt pour la sexualité et que l'on choisit l'abstinence.

Elle est un trouble lorsqu'elle peut être la conséquence à moyen terme d'une éjaculation prématurée ou d'un trouble de l'érection non pris en charge. **L'accumulation d'expériences sexuelles insatisfaisantes (quelles que soient les raisons de cette insatisfaction) induit naturellement une baisse voire une disparition du désir sexuel.**

Ses causes possibles : médicales et organiques ; une mauvaise qualité relationnelle avec le.la partenaire ; effet secondaire de consommation de produits.

Parmi les causes psychologiques : une éducation sexuelle absente, stricte et/ou prônant l'abstinence ; des antécédents d'agression sexuelle ; des complexes sur des parties du corps ; un doute sur l'orientation sexuelle.

L'addiction sexuelle

On parle d'addiction sexuelle, d'hypersexualité ou encore de sexualité compulsive pour définir la dépendance d'une personne à un comportement sexuel, induisant pour elle des conséquences négatives. Elle se manifeste notamment par une perte de contrôle et le sentiment intense d'une hyperexcitation sexuelle permanente et envahissante, empêchant de se concentrer sur ses autres activités quotidiennes et amenant par exemple à s'isoler ou au contraire à multiplier les partenaires, à tenter parfois de les contraindre et à prendre des risques sexuels.

L'addiction sexuelle, qui concerne environ 5 % de la population et majoritairement des hommes, peut prendre plusieurs formes : une masturbation compulsive (cinq à dix fois par jour), avec ou sans addiction aux sites pornographiques, au cybersexe… et peut être associée à des pratiques sexuelles pas toujours compatibles avec la vie en société et le respect de ses lois. Elle peut aussi conduire à des consommations de produits destinées à une recherche d'augmentation des sensations sexuelles comme dans le cas du chemsex. **Par les prises de risques qu'elle induit, l'addiction sexuelle peut favoriser la contamination aux IST: VIH, hépatite, syphilis, etc.**

Attention: l'augmentation de la fréquence de l'activité sexuelle n'est pas, à elle seule, suffisante pour parler d'une addiction sexuelle ou d'une hypersexualité.

Comment comprendre l'addiction sexuelle?

L'addiction sexuelle peut être destinée à obtenir du plaisir mais AUSSI, et peut-être même surtout, à soulager un malaise intérieur, à court-circuiter des pensées et des émotions douloureuses, à compenser des fluctuations d'humeur, un sentiment de solitude, à faire baisser une tension interne. Elle s'accompagne souvent d'un appauvrissement sexuel, avec scénarios répétitifs quasi automatiques, sans érotisme, ni sensualité. **La quête de sensations sexuelles brutes peut représenter une échappatoire face à un mal-être global.**

> Les consultations associées avec un.e psycho-sexologue et un.e addictologue sont très utiles et efficaces pour venir à bout de ce type de difficultés.

Les principaux troubles sexuels chez les filles

Les douleurs pendant le rapport sexuel ou dyspareunies et le vaginisme

Il s'agit du premier motif de consultation des jeunes femmes dans le cadre de ma vacation à l'Université. Le terme «**dyspareunie**» désigne précisément **une douleur persistante et récurrente ressentie lors de la pénétration vaginale ou d'une autre activité sexuelle.**

La douleur peut apparaître au début de la pénétration, pendant ou après le retrait du pénis, et se manifester sous forme de brûlures, de crampes, de sensations douloureuses diffuses, au niveau du vestibule, du vagin ou plus profondément près du col de l'utérus. Les dyspareunies répétées peuvent finir par entraîner un vaginisme, c'est-à-dire **une contraction réflexe et involontaire des muscles de l'orifice vaginal et de tout le plancher périnéal, empêchant la pénétration.**

On parle dans ce cas de vaginisme secondaire, c'est-à-dire consécutif à l'expérience de douleurs répétées. Par opposition au vaginisme primaire qui, lui, survient dès la toute première expérience sexuelle comportant une tentative de pénétration, la rendant impossible, ainsi que tout examen gynécologique et jusqu'à l'utilisation d'un tampon hygiénique.

Quelques causes organiques ou médicales des dyspareunies:

- anomalie de l'hymen et de l'orifice vaginal;
- infections chroniques ou aiguës de la région vulvaire;
- infection sexuellement transmissible;
- endométriose[18];
- troubles urinaires et intestinaux;
- insuffisance hormonale induisant sécheresse ou irritation.

Les causes psychologiques potentielles de dyspareunies sont nombreuses:

- crainte de la douleur consécutive à des tentatives de pénétration;
- crainte de la douleur imaginée;
- peur d'être blessée;
- dégoût pour le sexe masculin;
- peur de la perte de contrôle;

18 - L'endométriose, maladie longtemps ignorée, parfois très difficile à vivre au quotidien, se définit comme la présence en dehors de la cavité utérine de tissu semblable à la muqueuse utérine qui subira, lors de chacun des cycles menstruels ultérieurs, l'influence des modifications hormonales. L'endométriose est ainsi responsable de douleurs pelviennes invalidantes et aussi, dans certains cas, d'infertilité. Ces symptômes ont un impact majeur sur la qualité de vie des personnes atteintes avec un retentissement important sur leur vie personnelle, sexuelle et conjugale mais également professionnelle et sociale.

- image négative du corps ;
- peur de l'intimité ;
- antécédent d'agression ou trauma sexuel.

Et de manière générale, un rapport sexuel non souhaité ou que l'on a du mal à refuser à un.e partenaire peut générer des douleurs, du fait de la tension induite par l'absence de désir et d'excitation sexuelle. Lorsqu'on n'a pas envie et que l'on n'arrive pas à dire non, le corps l'exprime à sa façon. Les dyspareunies peuvent représenter l'un de ses moyens d'expression.
Par ailleurs, il peut paraître plus facile de refuser un rapport sexuel au motif que « cela fait mal », plutôt que de dire franchement « je n'ai pas envie ».

Dans tous les cas, il ne faut pas négliger de consulter un.e gynécologue pour préciser les causes possibles de ces troubles.

L'absence de désir sexuel

On parle maintenant de trouble de l'intérêt sexuel et de l'excitation sexuelle pour désigner l'absence ou la baisse significative d'intérêt et de désir sexuel. Encore faut-il déterminer si le désir sexuel a toujours été absent ou s'il s'agit d'un changement par rapport à la libido habituelle – si tant est que l'on puisse parler d'habitude lorsqu'on débute sa vie sexuelle. **Il s'agit souvent d'une plainte qui s'accompagne de représentations sur le désir sexuel que l'on serait supposé éprouver.**
Il faut aussi distinguer l'inhibition sexuelle et l'aversion sexuelle de l'absence de désir. L'inhibition consiste en la répression d'un désir sexuel du fait d'un blocage. L'aversion sexuelle désigne

une répulsion et un dégoût vis-à-vis de la sexualité. Ajoutons en passant que l'on parle aussi aujourd'hui d'« asexualité », qui se caractérise par une absence totale d'intérêt pour les choses du sexe. Elle n'est pas un trouble car elle ne pose pas problème aux personnes concernées, qui font simplement le constat de cette indifférence, sans particulièrement s'en plaindre.

Comme pour les hommes, l'absence de désir sexuel chez les femmes peut avoir des causes organiques ou psychologiques (ou les deux), et elle est toujours plurifactorielle. Mais les causes psychologiques et relationnelles occupent souvent le devant de la scène.

Parmi celles-ci, on peut citer :

- l'anxiété et la dépression ;
- l'absence de plaisir sexuel ;
- la diminution du sentiment amoureux pour le.la partenaire ;
- les déceptions, le manque de confiance et en général, tout problème relationnel avec le.la partenaire ;
- l'influence de la religion ;
- la perception négative de certaines pratiques sexuelles ;
- les questionnements sur l'orientation sexuelle ;
- les antécédents de violences sexuelles.

La prise en charge thérapeutique de tous ces troubles sexuels passe d'abord par la prise de conscience, pour soi-même, de ces difficultés, puis par la consultation de professionnel.le.s formé.e.s et compétent.e.s sur ces sujets complexes. Mais soyez rassurée, car il y a toujours des solutions.

10

Violences sexuelles

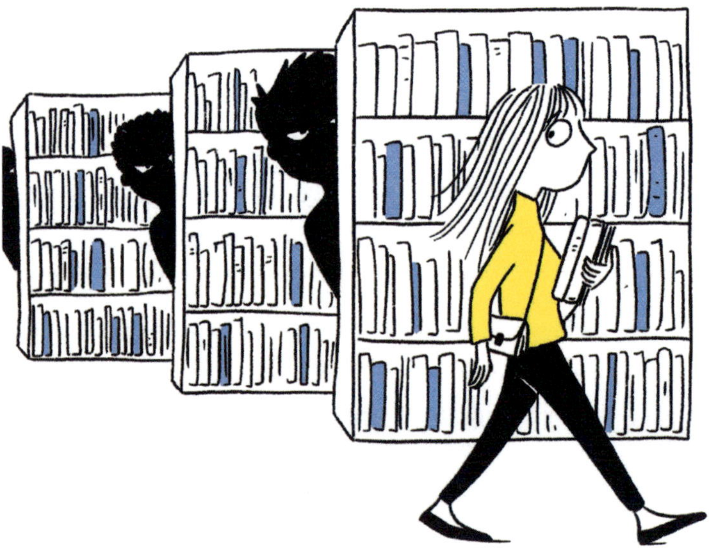

Les conduites sexuelles nocives

Je propose de nommer « conduite sexuelle nocive » tout comportement sexuel délibérément malveillant exercé à l'égard d'autrui, avec pour intention de l'utiliser comme un objet pour sa propre satisfaction.

Le harcèlement et les violences sexuelles

Le harcèlement et les violences sexuelles sont omniprésents dans les milieux étudiants et l'enseignement supérieur[19]. Depuis la naissance de #Metoo en 2017 et la libération de la parole de victimes sur de nombreux campus, et grâce notamment à l'étude menée récemment par l'Observatoire étudiant des violences sexuelles et sexistes[20], l'on sait qu'une étudiante sur dix déclare avoir été victime d'agression sexuelle de la part d'un autre étudiant. Et qu'une étudiante sur vingt déclare avoir été victime de viol. Notons également que de nombreux.ses étudiant.e.s. interrogé.e.s ne peuvent pas dire s'ils.elles ont été victimes de violences sexuelles, ne sachant pas forcément définir ce qui constitue ou non une violence sexuelle. **Ces récentes révélations mettent en lumière des pratiques abusives sur le plan relationnel et une tolérance si ancienne vis-à-vis des comportements sexistes qu'ils sont entrés dans la norme des relations hommes-femmes. Les victimes sont essentiellement des femmes et les agresseurs des hommes, même si les hommes peuvent également être victimes.**

Bien que votre génération se mobilise largement aujourd'hui pour dénoncer ces « mauvaises habitudes », vous restez très nombreux.ses à souffrir de relations ambiguës et toxiques avec d'autres étudiants et parfois des professeurs, à vous sentir mal à l'aise dans des situations qui relèvent de l'emprise, sans pouvoir les identifier, et à subir des violences sexuelles ordinaires. Or, plus ces actes

19 - Pour lutter contre le harcèlement sexuel à l'université, à regarder : https://www.youtube.comwatch?v=bgrxHuBuE78

20 - https://observatoire-vss.com/lassociation

seront dénoncés, et moins ils seront tolérés. Sachez que le harcèlement sexuel est puni de deux ans de prison et 30000€ d'amende.

Voici quelques éléments à retenir sur ce sujet pour pouvoir identifier des comportements nocifs allant du harcèlement sexuel à la violence sexuelle agie:

- le harcèlement consiste à insister lourdement pour avoir un rapport sexuel, jusqu'à obtenir gain de cause, sous la menace parfois;
- dans neuf cas sur dix, les victimes connaissent leur agresseur;
- les techniques habituellement employées: manipulations psychologiques, culpabilisation, chantage sexuel, séduction insistante avec contacts physiques imposés, cyberharcèlement...;
- un discours sexiste avec légitimation de la violence à l'égard des femmes;
- un besoin excessif de contrôle du partenaire (vérification du contenu du téléphone portable, accès aux mots de passe et réseaux sociaux, géolocalisation, interdits vestimentaires, relationnels...);
- l'exigence fréquente d'obtenir des photos intimes et même des vidéos, puis la menace de les diffuser si refus de rapports sexuels;
- les idées reçues qui alimentent ces conduites: «les femmes peuvent résister au viol si elles le veulent», «elles n'ont qu'à s'habiller autrement, elles provoquent...», «on ne peut pas faire confiance aux femmes», «les hommes ont des besoins sexuels plus importants que les femmes»...;
- un abus de pouvoir lié à une relation professeur.e-étudiant.e, par exemple avec possibilité de chantage impactant la poursuite des études;
- une mauvaise interprétation d'une attitude amicale, et agressivité en cas de refus d'engagement dans une relation amoureuse et sexuelle;
- considérer la sidération d'un homme ou d'une femme pendant un acte sexuel imposé comme une forme de consentement.

Rappel : les violences sexuelles désignent tous actes sexuels commis avec violence, contrainte, menace ou surprise. Ces violences portent atteinte aux droits fondamentaux de la personne. Personne n'a le droit de vous imposer un acte sexuel que vous ne désirez pas.

Il faut parfois du temps pour prendre conscience du fait que ce que l'on vit n'est pas normal, ni acceptable. Si vous subissez du harcèlement sexuel et/ou des violences sexuelles, ne restez pas seul.e, parlez-en autour de vous et contactez au plus vite la direction de votre établissement. Les assistant.e.s sociaux.ales peuvent aussi être d'une grande aide pour vous accompagner, si nécessaire, dans une démarche de dépôt de plainte. Tou.te.s les professionnel.le.s des services de médecine préventive sont également là pour vous aider. Hors de votre établissement, vous pouvez aussi contacter la plateforme de signalement des violences sexistes et sexuelles sur arretonslesviolences.gouv.fr, ou appeler le numéro national 3919 (Violences femmes info).

La contamination volontaire

Bien que rare, l'intention de transmettre le virus du sida à un.e partenaire sexuel.le existe. Quelques affaires de ce type ont donné lieu à une législation précise sur le sujet.

En France, une personne séropositive qui expose sciemment et volontairement un.e partenaire au virus du sida sans le transmettre encourt trois ans de prison et 45 000 € d'amende. Si elle le.la contamine, la peine passe à dix ans de prison et 150 000 € d'amende.

Le retrait du préservatif à l'insu du.de la partenaire

Le *« stealthing »* (« furtif » en anglais) désigne la pratique qui consiste, lors d'un rapport sexuel, à enlever le préservatif à l'insu de son.sa partenaire et toujours hors de son consentement. Les conséquences potentielles de cet acte sont, outre la sidération et le sentiment de trahison qu'il peut générer, le risque de contamination à des IST, ainsi qu'un risque de grossesse pour les relations hétérosexuelles.

Récemment qualifié de délit en Californie, et donc passible de sanctions pénales, le *« stealthing »* peut être considéré comme un viol, si l'on en croit la Suisse et la Nouvelle-Zélande qui ont ainsi condamné pour ce motif des hommes ayant usé de cette pratique. En France, un flou juridique persiste à ce sujet, ce qui n'encourage pas à porter plainte. Mais il est important de savoir que ce comportement n'est pas acceptable, quelle qu'en soit la justification.

Comment se prémunir contre les violences dans le couple ?

Oser dire ce que l'on veut et ce que l'on ne veut pas

Dans la communication sur la sexualité avec notre partenaire, soyons explicites. Cela évite bien des malentendus. Lorsqu'on n'arrive pas à se positionner, à dire ce que l'on souhaite ou non, on envoie des signaux erronés à l'autre, qui induisent de sa part une contre-attitude qui risque de ne pas nous convenir. Ne pas signifier à l'autre ce que l'on apprécie et ce que l'on réprouve, c'est prendre le risque de donner une fausse image de soi, et d'encourager chez notre partenaire certaines attitudes et gestes qu'en réalité nous ne souhaitons pas.

C'est ce qui se produit, par exemple, lorsque les filles simulent un plaisir qu'elles n'ont pas : elles encouragent ainsi à tort et induisent en erreur leur partenaire sur ce qu'elles éprouvent réellement.

Plus largement, prendre l'habitude de parler et de préciser ce que l'on attend de la relation permet aussi de se prémunir préventivement contre les violences relationnelles dans le couple : des violences physiques, sexuelles mais aussi psychologiques. Intimidation, pression sexuelle, insultes, disqualification, humiliations, coups... rien de tout cela n'est acceptable et doit être refusé avec fermeté.

L'expérience montre malheureusement que lorsqu'on est très investi.e affectivement dans une relation, et que l'on se sent un peu vulnérable par ailleurs dans la vie, on a parfois du mal à prendre suffisamment de recul pour réaliser que ce que l'on vit n'est pas normal. L'on peut même parfois se voiler la face pour faire perdurer la relation, car, même insatisfaisante, celle-ci protège (illusoirement) de la solitude que l'on redoute parfois plus que tout.

Avoir quelques points de repère pour savoir délimiter les contours de l'acceptable et de l'inacceptable au sein d'une relation à deux vous permettra peut-être de réagir à temps.

Être en couple : à quoi cela « donne droit » sexuellement ?

À rien en particulier. Le fait d'être en couple ne donne aucun droit sur l'autre, qui reste toujours libre de ses actes, de ses gestes, de ses décisions et donc de ses refus. Le consentement reste toujours un prérequis indispensable pour la sexualité, y compris au sein d'un couple, et même lorsque la relation existe depuis plusieurs mois ou années.

Ainsi, par exemple, les rapports sexuels imposés pendant la nuit, notamment lorsque vous dormez, sont absolument inacceptables, puisque vous n'êtes pas en mesure de donner votre consentement.

Quelle est la fréquence normale des rapports sexuels dans le couple?

Il n'existe pas de «fréquence normale» des rapports sexuels. La seule fréquence recevable et acceptable est celle que vous désirez. **Si vous ne souhaitez pas de rapport sexuel, c'est votre droit le plus strict et cela ne fait pas de vous quelqu'un de malade ou d'anormal. Si votre partenaire ne respecte pas votre limite, malgré un dialogue à ce sujet, c'est qu'il.elle n'est pas un.e bon.ne partenaire pour vous.**

Si, à l'inverse, vous avez très envie d'avoir des rapports sexuels fréquents mais que votre partenaire en a moins envie que vous, rien ne justifie que vous lui imposiez votre rythme.

Le fait que votre partenaire vous refuse un rapport sexuel ne signifie pas forcément qu'il.elle vous aime moins, ou qu'il.elle ne vous aime plus. Il serait trop simple et réducteur d'en tirer cette conclusion. Mais c'est peut-être l'occasion d'avoir une conversation franche au sujet de vos souhaits respectifs en termes de sexualité au sein de votre couple.

Retenez également que l'absence de dialogue, le fait de ne pas vous sentir écouté.e, la contrainte, la pression, le chantage ou encore l'usage du prétexte de la « norme » pour obtenir des rapports sexuels sont des indices flagrants d'une relation abusive et finalement toxique. Si la sexualité devient pour vous une monnaie d'échange, et un moyen de poursuivre une relation avec un.e partenaire que vous voulez à tout prix retenir, vous êtes dans le même cas de figure.

Quelle place la masturbation peut-elle occuper lorsqu'on est en couple ?

Une croyance populaire veut que la masturbation soit un substitut à la relation sexuelle avec un.e partenaire. Au point que nombre d'entre vous se demandent si se masturber équivaudrait à une façon de «tromper» son.sa partenaire. **Cette question laisse à penser qu'au sein d'une vie de couple, tous les besoins sexuels**

devraient être comblés par l'autre. Ce qui peut conduire à des abus, sur le thème : « Puisque nous sommes en couple, tu dois accepter autant de rapports sexuels que je le désire. » Cette idée reçue renvoie aussi à la culpabilité associant la masturbation solitaire à une pratique honteuse.

En réalité, la masturbation est souvent utilisée au sein des couples pour amorcer ou remplacer le rapport sexuel, ou encore pour permettre à l'un.e des partenaires qui n'aurait pas atteint l'orgasme d'entretenir son excitation et d'y parvenir par ce moyen. **En règle générale, se masturber même lorsqu'on est en couple n'exprime pas une frustration sexuelle résultant des autres pratiques. Elle est surtout considérée comme un moyen de se donner un plaisir sexuel supplémentaire, dans un cadre intime et autonome, sans que le « savoir-faire » du.de la partenaire ou les sentiments éprouvés à son égard soient remis en cause.**

Il est important de préciser qu'il existe une différence importante entre le fait de se masturber à deux, dans le cadre d'un rapport sexuel consenti, et le fait de se masturber devant son.sa partenaire, sans son consentement, dans l'idée (fausse) d'éveiller son désir sexuel, notamment lorsque celui.celle-ci a exprimé son refus d'un rapport sexuel.

Les nombreux.ses étudiant.e.s qui m'ont raconté avoir vécu de telles expériences (avec un.e partenaire qui se masturbe dans le lit à leurs côtés, par exemple) ont fini par éprouver du dégoût pour ce.cette partenaire, et pour la sexualité avec lui.elle, se trouvant exposé.e.s involontairement à une pratique relevant de l'intimité individuelle puisqu'elle n'est pas désirée à deux. Même s'il ne s'agit pas à proprement parler d'un abus sexuel, le fait d'imposer à l'autre qui ne le souhaite pas le spectacle de son excitation sexuelle est une forme de violence.

Ce qui est permis et ce qui est interdit : ce que dit la loi

La loi est une référence précieuse pour clarifier la question des limites, qui peuvent être floues pour soi-même, lorsqu'on a eu par exemple pour premier modèle relationnel celui d'une famille violente et dysfonctionnelle, ou lorsqu'on n'a aucun point de repère pour évaluer ce qui se passe dans notre relation de couple. Ainsi, ce qui est condamné par la loi délimite les contours du permis et de l'interdit.

L'agression sexuelle

(article 222-22 du Code pénal, modifié par la loi 2021-478, du 21 avril 2021- art.1)

« Constitue une agression sexuelle toute atteinte sexuelle commise avec violence, contrainte, menace ou surprise ou, dans les cas prévus par la loi, commise sur un mineur par un majeur. Le viol et les autres agressions sexuelles sont constitués lorsqu'ils ont été imposés à la victime dans les circonstances prévues par la présente section, quelle que soit la nature des relations existant entre l'agresseur et sa victime, y compris s'ils sont unis par les liens du mariage. »

Le viol

(article 222-23 du Code pénal, modifié par la loi 2021-478, du 21 avril 2021- art.9)

« Tout acte de pénétration sexuelle, de quelque nature qu'il soit, ou tout acte bucco-génital commis sur la personne d'autrui ou sur la personne de l'auteur par violence, contrainte, menace ou surprise est un viol. Le viol est puni de quinze ans de réclusion criminelle. »

Un outil précieux : le violentomètre

Le violentomètre est un outil conçu par le centre Hubertine Auclert, très pratique pour se repérer sur la qualité de la relation que l'on vit avec quelqu'un. Ou sur la violence que l'on peut faire subir à son.sa partenaire, sans en avoir forcément conscience. Vous le trouverez dans les « Ressources » à la fin de cet ouvrage.

Comment le climat affectif et relationnel impacte-t-il notre sexualité ?

Il paraît évident que la violence et, *a minima*, un climat tendu, un manque de respect et d'attention au sein du couple ont des conséquences négatives sur la sexualité.
Pour l'envisager plutôt sous un angle positif, disons qu'une relation à deux nécessite quelques ingrédients favorisant l'intimité et le désir d'un rapprochement physique.

Les principaux ingrédients d'une relation à deux épanouie

- **Le consentement.**
- **Le respect mutuel.**
- **La confiance.**
- **La communication.**
- **L'écoute et l'observation.**
- **La générosité** : savoir donner et pas seulement recevoir.
- **La créativité** : prendre des initiatives, oser proposer, ne pas se limiter à des gestes stéréotypés et répétitifs.
- **Les caresses** : prendre le temps de découvrir le corps de votre partenaire et ses zones érogènes, y compris sur les parties non génitales du corps. Vous serez surpris.e de l'effet que peuvent procurer les caresses lorsqu'elles sont prodiguées avec curiosité et plaisir. La tendresse et la sensualité enrichissent toujours notre répertoire sexuel, et sont un bon moyen de faire connaissance avec votre partenaire sur le plan érotique et sexuel. Un.e partenaire violent.e ne peut, ni ne sait, caresser.

11

Quand le sexe rend malade : IST et prévention

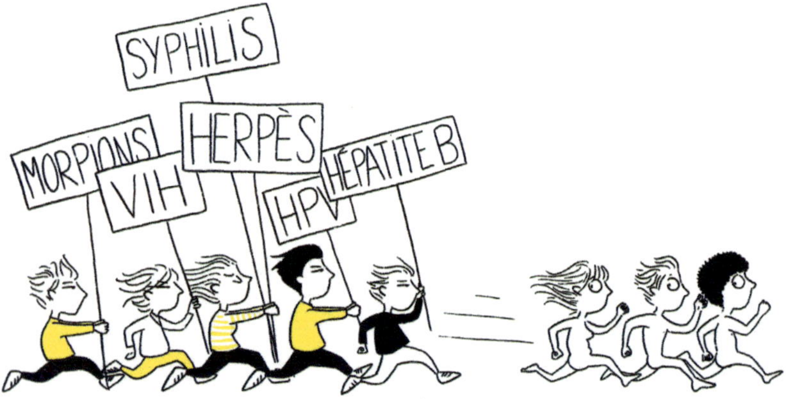

Dès lors que l'on entame sa vie sexuelle, un dépistage régulier et des mesures de précaution en matière de prévention contre les infections sexuellement transmissibles (IST) sont indispensables.

Malgré l'information diffusée à ce sujet – souvent la seule d'ailleurs dans les cours d'éducation sexuelle dispensés au collège –, il persiste une forme de décalage entre le plaisir que l'on peut prendre dans sa vie sexuelle et l'idée que cette source de plaisir puisse également être une source de danger, c'est-à-dire de contamination à des infections qui peuvent être graves.

C'est peut-être ce qui explique que, même conscient.e des dangers d'une sexualité non protégée, on ait du mal dans le feu de l'action et du désir à accepter de prendre en compte le risque d'être contaminé.e et/ou de propager une IST. On a aussi probablement du mal à concevoir que la personne que l'on aime et que l'on désire puisse être porteuse d'infections et/ou de bactéries. Et le déni est souvent de mise à ce sujet.

Lovesick

Vous avez peut-être vu la série britannique *Lovesick*, qui commence pour le personnage principal par le diagnostic d'un chlamydia, dans un centre de dépistage d'IST.

L'ensemble des épisodes retrace ensuite la reprise de contact par le héros de toutes ses ex-partenaires, pour les en informer, afin qu'elles puissent également se faire dépister et éventuellement se soigner.

Ce point de départ donne lieu à toutes sortes de développements aussi drôles qu'inattendus et permet d'aborder avec humour cette question sérieuse.

Les infections virales les plus courantes

L'herpès génital

Cette infection très fréquente, qui peut être buccale ou génitale, est l'une des IST les plus répandues. Le virus peut rester latent pendant des mois et des années puis se manifester soudain. Il se manifeste par des ampoules ou cloques à la surface de la peau, qui éclatent après quelques jours et laissent des ulcères superficiels qui s'assèchent (formation possible de croûtes) puis disparaissent.
La guérison de l'herpès est impossible, mais des traitements permettent de réduire la fréquence et la gravité des épisodes récurrents d'infection, de prévenir de nouvelles poussées et de soulager la douleur.
Bien qu'incurable, l'atteinte par l'herpès n'empêche pas de mener une vie sexuelle normale sans crainte de contaminer ses partenaires, à condition de bien surveiller les manifestations de son corps: ne pas avoir de contacts sexuels pendant les périodes actives de l'herpès et attendre jusqu'à trois jours après la disparition des lésions. Utiliser un préservatif ne suffit pas car les lésions ne se limitent pas toujours aux parties génitales.

Le HPV ou papillomavirus

Le papillomavirus est un virus très répandu et contagieux qui infecte la peau et les muqueuses (dont les muqueuses génitales): en Europe, 10 à 40% des femmes sexuellement actives seraient infectées par le HPV, et 75 à 80% des hommes et des femmes sexuellement actifs seront infectés par un HPV au cours de leur vie [21].
Le papillomavirus est à l'origine de nombreux cancers: cancer du col de l'utérus (deuxième cancer le plus fréquent chez la femme!), cancer du pénis, cancer de l'anus, cancers de la sphère ORL.

---

21 - Peu d'études rendent compte de la contamination chez les hommes, qui pourtant sont également réceptifs et vecteurs de transmission de ce virus.

La prévalence de l'infection à HPV est précoce et maximale avant 25 ans; le risque perdure tout au long de la vie; un simple contact suffit. On peut contracter le virus lors d'un rapport sexuel ou par simple contact avec une muqueuse infectée.

Le virus HPV est souvent transitoire et asymptomatique. La plupart des gens s'en débarrassent spontanément dans 90% des cas en un an: c'est ce qu'on appelle la «clairance». Dans d'autres cas, il arrive que l'infection persiste. Son processus d'évolution est lent et peut prendre plusieurs années. On ne guérit pas du HPV mais on peut traiter ses symptômes, comme les condylomes (verrues génitales), qui sont très répandus, peuvent être indolores ou au contraire provoquer irritations et démangeaisons. **Et surtout, il existe un vaccin préventif** **(voir «La vaccination contre le HPV», p.129).**

L'hépatite B

Appelée aussi «hépatite virale», l'hépatite B est une maladie infectieuse qui s'attaque au foie, qui peut se trouver dans les liquides corporels: sang, sperme, sécrétions vaginales et, dans une moindre mesure, salive. L'infection n'est possible que si le virus pénètre dans le sang et atteint le foie, où il se reproduit et se propage dans l'organisme via le système sanguin. Elle est généralement asymptomatique et se guérit dans 90% des cas. Mais pour des raisons encore inexpliquées, 5 à 10% des personnes infectées par ce virus deviennent porteuses chroniques, ce qui les fait souffrir de nombreuses complications. La contamination peut se faire par contacts physiques directs, sexuels ou non, dans lesquels il y a des échanges de liquides corporels.

Le VIH/sida

Le virus d'immunodéficience humaine (VIH) est un rétrovirus qui conduit à plus ou moins long terme, et surtout en cas d'absence de traitement, au syndrome d'immunodéficience acquise (sida). Ce virus est sexuellement transmissible et cause une maladie chronique évolutive, par attaque du système immunitaire, qu'il détruit progressivement.

Il est impossible de prédire le délai qui s'écoule entre la contamination au VIH et le diagnostic de sida proprement dit. Ce délai varie d'une personne à l'autre et dépend de facteurs comme l'hygiène de vie, l'état de santé global, la vigueur de son système immunitaire, son âge...

Le VIH est présent dans certains fluides et sécrétions corporels : lait maternel, cyprine, sécrétions vaginales, liquide pré-éjaculatoire, sperme, sécrétions rectales et sang. Même si elle se produit aussi par partage de matériel injectable pour les drogues, la contamination se fait principalement par contact sexuel non protégé, mettant en contact les muqueuses du vagin, de la vulve, du pénis, de l'anus, du rectum ou de la bouche avec un liquide infecté. Les relations bucco-génitales (fellation, cunnilingus, anulingus) sont donc un mode de transmission très courant, parmi d'autres, de ce virus.

I = I : indétectable = intransmissible

Aujourd'hui, en France, la majorité des personnes séropositives traitées obtiennent un taux de virus circulant indétectable dans le sang, ce qui leur permet de ne plus transmettre la maladie.

I = I: indétectable = intransmissible fait partie des nouveaux messages informatifs à faire circuler, dans le même registre que le TASP, qui signifie : *« Treatment As Prevention »*, le traitement comme prévention. Bien que l'on soit séropositif, le fait de prendre un traitement antirétroviral contribue, de fait, à la prévention contre la transmission du VIH.

Un suivi médical reste néanmoins indispensable à vie pour s'assurer que l'organisme tolère toujours bien le traitement et qu'aucune infection opportuniste ne s'y développe.

Les infections bactériennes

La chlamydiose génitale

La chlamydiose génitale, appelée aussi **chlamydia ou infection à chlamydia**, est causée par une bactérie spécifique qui se reproduit à l'intérieur de cellules hôtes de l'organisme et a pour spécificité de se répandre à d'autres parties du corps.
Cette bactérie se transmet au contact des muqueuses lors des relations vaginales, anales et bucco-génitales non protégées, et durant l'accouchement. Mais des sécrétions vaginales infectées peuvent s'écouler vers l'anus si ces régions sont touchées par les mêmes doigts, et pourront ensuite aller contaminer un œil frotté par la suite…
Le chlamydia peut rester parfaitement silencieux, c'est-à-dire asymptomatique, et peut donc être transmis pendant des années par des personnes porteuses qui l'ignorent.
Pourtant, une fois diagnostiquée (par test d'urine), la chlamydiose génitale est facile à traiter par antibiotiques. En revanche, le traitement n'exclut pas d'être contaminé de nouveau en cas de contact avec une personne infectée.

La gonorrhée

Poétiquement appelée aussi « chaude pisse » ou « chtouille », la gonorrhée est causée par une bactérie du nom de gonocoque. Les symptômes peuvent être inexistants chez les femmes, tandis que les hommes ont le plus souvent des brûlures qui peuvent être très douloureuses au moment d'uriner, ainsi que des écoulements anormaux du pénis.
Les symptômes apparaissent généralement entre trois et dix jours après l'infection, mais ils peuvent aussi se manifester plusieurs semaines après. Sans traitement, la maladie persiste même si les symptômes disparaissent et la personne atteinte reste contagieuse.

Les complications chez les femmes d'une gonorrhée non soignée peuvent être très sérieuses, et provoquer notamment une salpingite (infection qui bouche les trompes et peut être à l'origine d'une stérilité). Le plus souvent, cette infection se traite facilement, au moyen d'une dose unique d'antibiotiques.

La syphilis

Appelée autrefois « vérole », cette IST très ancienne a fait des ravages dans l'histoire. Nombreux sont les personnages célèbres y ayant succombé : Guy de Maupassant, François Ier, Al Capone, Charles Baudelaire… Il a fallu attendre le XXe siècle et les années 1940, avec la découverte de la pénicilline, pour permettre de la traiter et de réduire considérablement sa fréquence. Aujourd'hui, sa propagation repart malheureusement à la hausse, par défaut de prévention et de dépistage.

Le tréponème pâle est la bactérie active dans cette infection qui se communique par contact sexuel. Sa période d'incubation est de deux à trois semaines. Une syphilis non traitée évolue en quatre stades dont le dernier conduit à la mort : lésions sévères aux organes externes et internes comme le système nerveux, les yeux, le cœur, le système sanguin et le foie, les os et les articulations.

Le dépistage de la syphilis repose sur l'analyse d'un test sanguin ou d'une culture microbienne à partir d'un prélèvement de la plaie infectée. Le traitement se fait toujours principalement par antibiotiques, notamment la pénicilline. Il est important que les partenaires sexuel.le.s récent.e.s et même ancien.ne.s se fassent dépister et, éventuellement, suivent un traitement.

Les infections parasitaires

La trichomonase

La trichomonase est une infection de l'appareil génito-urinaire causée par un parasite microscopique unicellulaire : le *Trichomonas vaginalis*, qui, malgré son nom, concerne autant les hommes que les femmes ! La transmission se fait au cours d'une relation sexuelle.

De nombreuses personnes sont porteuses du parasite et le transmettent, sans présenter pour elles-mêmes le moindre symptôme. Cette infection peut être à l'origine d'une stérilité si elle n'est pas traitée.

Le dépistage se fait à partir de prélèvement de sécrétions. Le traitement se fait par antibiotique pris en une seule dose massive ou en plusieurs petites doses réparties sur sept jours, puis le traitement est répété quinze jours plus tard.

Le pou du pubis (morpion)

Appelé aussi « morpion », ce petit insecte trapu vit près de la racine des poils du corps humain et il est visible à l'œil nu. Il se nourrit de sang humain et, en piquant, il dépose dans la peau des sécrétions irritantes qui causent des démangeaisons parfois intenses dans les régions du pubis et de l'anus.

À retenir

- **Certaines IST, comme les infections à chlamydia, à papillomavirus ou l'herpès, peuvent se transmettre lors de caresses sexuelles, de frottements, par échange de fluides sexuels ou par contact direct avec des lésions ou des muqueuses infectées. Le fait d'avoir un rapport sexuel sans pénétration n'est pas la garantie contre le risque d'être contaminé.e par une IST.**
- **Les signes d'IST ne sont pas toujours visibles ou ne se font pas toujours sentir. Cependant, certains symptômes peuvent alerter.**

Par exemple : des pertes ou des écoulements du vagin ou du pénis d'une couleur ou d'une odeur inhabituelles, des rougeurs, des brûlures ou des démangeaisons au niveau des parties génitales ou en urinant, des douleurs pendant les rapports sexuels ou dans le bas-ventre, de la fièvre... Tout ce qui vous paraît inhabituel, douloureux... doit être montré à un.e professionnel.le de santé rapidement pour en identifier la cause.

Attention : certains signes peuvent donc vous alerter, mais l'unique façon de savoir si vous êtes porteur.se d'une IST est le dépistage ou un diagnostic médical. Pour détecter certaines IST, un examen médical peut suffire (comme pour les condylomes causés par les papillomavirus). Pour d'autres, c'est une prise de sang ou un prélèvement qui permettra de confirmer de manière certaine si vous avez une IST.
Pour dépister le VIH, la syphilis et l'hépatite C, il existe des tests rapides d'orientation diagnostique (TROD), qui, à partir d'une piqûre au bout du doigt, permettent d'obtenir un résultat en 30 minutes. On peut avoir accès à ces tests en CEGIDD (centre gratuit d'information, de dépistage et de diagnostic des IST).

Pourquoi se faire dépister ?

• Parce que l'on peut être porteur.se d'une IST sans sentir de symptômes ou se sentir « malade ». Une IST non traitée peut entraîner, à terme, des complications plus ou moins graves pour la santé, voire, dans certains cas, la stérilité. La mise en place rapide d'un traitement adapté permet d'éviter les complications. Pour éviter de se réinfecter, le dépistage et, si besoin, le traitement de son.sa ou ses partenaires est recommandé.
• Pour éviter que les premiers symptômes ne s'aggravent et n'entraînent des séquelles ou des complications (infertilité, fausse couche, grossesses extrautérines, cancers, etc.) qui seraient plus difficiles à soigner par la suite. Être porteur.se d'une IST peut augmenter le risque de contracter une autre IST (l'herpès ou

la syphilis, par exemple, augmentent le risque de contracter le VIH).

• Et bien sûr, pour éviter de contaminer d'autres personnes.

Il faut aussi savoir que si vous n'avez pas ou plus de symptômes, cela ne veut pas forcément dire qu'il n'y a pas ou plus d'infection.

Si vous avez des rapports sexuels avec plusieurs personnes, faites-vous régulièrement dépister. Si vous souhaitez arrêter les préservatifs avec un.e partenaire exclusif.ve, faites-vous dépister tou.te.s les deux pour toutes les IST. Si vous projetez une grossesse ou si vous êtes enceinte, il sera nécessaire de déceler d'éventuelles IST pour éviter des complications pendant la grossesse. Il est conseillé de faire les dépistages pour tou.te.s les partenaires.

Attention : il n'est pas du tout recommandé de vous soigner par vous-même : vous pourriez aggraver la situation ou bien vous risqueriez de ne pas réussir à venir à bout de votre infection et de la voir réapparaître, ou encore qu'elle provoque des séquelles. Suivez donc bien les conseils et le traitement de votre médecin, et pensez à informer vos partenaires, passé.e.s et présent.e.s, afin de ne pas vous recontaminer les un.e.s les autres. 1 000 000 : c'est le nombre de personnes qui contractent une IST par jour dans le monde (chiffre de l'OMS, 2019).

Le TPE, ou traitement postexposition

En cas de rapport sexuel non consenti, d'accident ou d'oubli de préservatif, et s'il existe un risque d'avoir été contaminé.e au VIH, ce traitement qui empêche le virus de s'installer dans votre organisme peut vous être prescrit à l'hôpital, de préférence dans les quatre heures suivant le rapport sexuel concerné et jusqu'à quarante-huit heures après. Le plus tôt est le mieux.

Pour connaître le centre le plus proche de chez vous qui pourra vous délivrer ce traitement, contactez Sida Info Service : 0800 840 800 (appel confidentiel, anonyme et gratuit).

La prévention

La prévention, c'est, encore et toujours, le préservatif ! L'utilisation systématique du préservatif externe ou interne est le meilleur moyen de se protéger des IST. Toutefois, le préservatif peut être insuffisant pour éviter la transmission de certaines IST.

Le préservatif externe

S'il est parfaitement utilisé, le préservatif externe ne connaît en théorie que 2 % d'échecs. Mais dans la pratique, avec le glissement, les ruptures ou quand il est mis trop tard, les échecs peuvent être plus importants, allant jusqu'à 15 % pour le préservatif masculin. Ajoutons que le préservatif n'est efficace sur le plan contraceptif que si on l'utilise pour TOUS les rapports sexuels, avant toute pénétration, à TOUT moment du cycle, car il n'y a pas de période sans risque pour une éventuelle grossesse. Pour diminuer les erreurs d'utilisation, il ne faut pas hésiter à s'entraîner pour le poser et l'enlever.
L'utilisation de gel lubrifiant (à base d'eau ou de silicone), avant et pendant le rapport, permet d'éviter que le préservatif ne se déchire (même si c'est peu fréquent). Attention à ne jamais utiliser de matières grasses, comme l'huile, le beurre ou la vaseline pour lubrifier, car elles ramollissent et fragilisent les préservatifs. Pour éviter que le préservatif externe ne glisse, il faut que l'homme se retire dès qu'il a éjaculé.

Le préservatif interne (féminin)

Le préservatif interne est accessible sans ordonnance et est très résistant ; il ne nécessite pas que l'homme se retire juste après avoir éjaculé ; il peut être placé jusqu'à huit heures avant le rapport ; il s'adapte à toutes les formes de vagin.

La digue dentaire

Initialement utilisé par les chirurgiens-dentistes (d'où son nom), il s'agit d'un carré de latex ou de polyuréthane totalement imperméable, utilisé pour les rapports bucco-vaginaux, ou bucco-anaux, hétérosexuels ou homosexuels. Pour pratiquer un cunnilingus ou un anulingus sans risque, il faut mettre du gel sur la partie de la digue posée sur la muqueuse (vulve ou anus), et faire attention à ce qu'elle ne bouge pas pendant l'acte.

Malgré une idée reçue, les femmes qui ont des rapports sexuels avec des femmes ne sont pas «immunisées» par leurs pratiques sexuelles; même s'il y a très peu de risques de contamination au VIH, toutes les autres IST peuvent se transmettre lors des rapports sexuels entre femmes [22].

La vaccination contre le HPV

Nous avons la chance d'avoir depuis quelques années un vaccin contre le papillomavirus, pour les filles et pour les garçons, quelle que soit leur orientation sexuelle. Ce vaccin est aujourd'hui remboursé pour tous, à 100%, par la Sécurité sociale.

Il peut se pratiquer idéalement avant les premières relations sexuelles mais présente également d'excellents résultats en termes de prévention, y compris pour ceux.celles qui ont déjà commencé leur vie sexuelle.

La prévention contre le VIH : la PREP

La PREP est une nouvelle stratégie de prévention contre le VIH. PREP correspond à l'acronyme de l'anglais qui signifie «prophylaxie pré-exposition». Prophylaxie = éviter une infection; pré-exposition = le traitement doit se prendre avant (et après) une éventuelle prise de risque.

22 - Informations tirées de la brochure «Tomber la culotte – Pour les lesbiennes, bies et autres curieuses» disponible en ligne : https://ressource.sos-homophobie.org/Ressources/Tomber_la_culotte_2.pdf

La PREP s'adresse aux personnes en bonne santé mais qui prennent ce traitement pour éviter de se faire contaminer par leurs partenaires sexuel.le.s.

Attention, la PREP protège uniquement contre le VIH et pas contre les autres IST.

Depuis le 1er juin 2021, la prescription de la PREP, jusque-là réservée aux services hospitaliers spécialisés, est maintenant autorisée chez les médecins généralistes, ce qui la rend plus facile d'accès.

Les conduites sexuelles à risque

Lors de soirées, il arrive fréquemment que l'on consomme de l'alcool ou des drogues. Ces consommations, qui peuvent être vécues comme non dangereuses car à visée exclusivement récréative, et modérée, peuvent déraper et donner lieu à des débordements qui s'avèrent particulièrement dangereux. L'oubli de soi procuré par la consommation de ces produits conduit fréquemment à une perte de contrôle, voire à une perte de conscience, et peut, dans les cas extrêmes, conduire à la mort.
Et sur l'échelle conduisant de la simple envie de faire la fête jusqu'à la survenue d'un événement tragique, il existe une large palette de facteurs conduisant à des conduites sexuelles à risques.

L'alcool

Initialement consommé pour se désinhiber plus que par goût, l'alcool devient souvent un partenaire obligé dans les soirées étudiantes. Les conduites de «*binge drinking*», qui consistent à obtenir le plus rapidement possible un effet de «défonce» par intoxication alcoolique aiguë (comme vous le savez, les shots d'alcool fort à répétition sont totalement banalisés en soirées étudiantes, et pas seulement les soirées d'intégration...), induisent une désinhibition qui favorise les passages à l'acte sexuels impulsifs et agressifs. Les statistiques montrent que l'alcool est présent une fois sur deux dans les cas de violences sexuelles et que son abus par les auteurs et les victimes est associé à une plus grande gravité de l'agression.

Même si cela paraît banal et largement connu, il est utile de rappeler que l'abus d'alcool provoque une modification de l'état de conscience qui rend particulièrement vulnérable et peut conduire à vivre des rapports sexuels sans réel consentement, à «oublier» d'utiliser des moyens de protection contre les IST et des moyens de contraception, à multiplier les partenaires et à se mettre tout simplement en danger, à tous points de vue par perte de vigilance.

Nous ne sommes pas tou.te.s égaux.ales devant la consommation d'alcool, certain.e.s la tolèrent mieux que d'autres. Mais nous avons tou.te.s des limites, qu'il faut apprendre à connaître. Je ne compte plus le nombre d'étudiant.e.s qui me racontent s'être retrouvé.e.s dans des situations de détresse, après un black-out, et une impossibilité à se souvenir de ce qu'ils.elles ont vécu pendant plusieurs heures, malgré le constat, dans l'après coup, de signes physiques évidents d'agression sexuelle.

Ces situations aux conséquences souvent traumatiques pourraient être évitées en s'assurant toujours, *a minima*, d'avoir mangé suffisamment avant de boire de l'alcool, puis de boire de l'eau ou une boisson non alcoolisée entre deux verres d'alcool. Il faudrait aussi chercher à comprendre, pour soi-même, pourquoi l'appel de l'alcool est parfois si fort, pourquoi la timidité ou l'anxiété sociale sont si envahissantes qu'elles nécessitent des moyens artificiels pour être dépassées.

Le cannabis

Outre tous les effets nocifs bien connus du cannabis sur le cerveau, souvent minimisés par ses consommateur.rice.s, on a tendance à penser qu'il favorise la sexualité du fait d'une action anxiolytique, désinhibante, et d'une augmentation des sensations corporelles. Quand c'est effectivement le cas, le risque est de prendre l'habitude de consommer systématiquement avant un rapport sexuel et de ne plus pouvoir se passer du joint pour faire l'amour, par crainte de ne plus réussir à y arriver sans.
L'autre danger réside dans le fait que l'état de défonce obtenu avec le THC (dont la concentration dans le « shit » vendu aujourd'hui a considérablement augmenté sur les dernières décennies) entraîne une perte progressive puis totale de motivation pour la sexualité et d'authentiques troubles sexuels. Les gros fumeurs quotidiens racontent très bien comment le cannabis les a conduits à la perte de leur désir, et même à « la flemme » de faire l'amour, qui camoufle aussi parfois la peur de ne pas avoir d'érection. Car, à long terme, il est prouvé médicalement qu'une consommation importante et régulière de cannabis a des effets délétères sur l'érection, du fait de troubles vasculaires qui provoquent une diminution de l'afflux de sang vers le pénis.

Qu'est-ce que le chemsex ?

Le chemsex (qui se prononce kèmsex), littéralement « sexe sous drogues », désigne le fait de consommer des substances psychoactives stimulantes, avant et pendant les relations sexuelles. Rare il y a encore une dizaine d'années, et initialement pratiquée par la communauté gay, cette pratique s'étend et déborde aujourd'hui largement le cadre de la minorité à laquelle on la croyait d'abord exclusivement cantonnée. Un phénomène encore accentué par les récentes périodes de confinement qui ont rendu si difficiles les rencontres dans la vie réelle.

L'objectif est de générer un état euphorique, d'annihiler toute inhibition, d'augmenter le niveau d'excitation, de réceptivité sensorielle et de performance sexuelles, voire de faire l'expérience d'un « rodéo sexuel » en groupe qui peut durer jusqu'à vingt-quatre ou quarante-huit heures.

Métamphétamine, cathinones (3-MMC), GHB, kétamine, poppers et cocaïne sont les principales drogues utilisées dans ce cadre, pures ou mélangées. Pour compenser les effets sur l'érection de ces substances, les « chemsexeurs » les associent à des médicaments favorisant l'érection (type Viagra), sans respecter leur mode de prescription, augmentant ainsi les risques cardiovasculaires de ces pratiques. L'ensemble de ces produits sont le plus souvent sniffés, avalés (sous forme de « parachutes », enveloppés dans du papier à rouler) ou insérés dans l'anus. Ils peuvent également être injectés par voie intraveineuse, ce que l'on nomme le « *slamming* ». Les risques d'interaction, de surdosage et de perte de connaissance sont réels et peuvent conduire à des arrêts cardiaques et à la mort.

Les pratiques relevant du chemsex sont des conduites sexuelles à risques multiples en inhibant la faim, la douleur et le sommeil : risque d'overdose, risque d'interaction médicamenteuse, risque de contamination aux IST par absence d'utilisation de moyens de protection et multiplication de partenaires, oubli de prise de traitement (PREP, TASP, antirétroviraux[23]...), etc., mais aussi risque de se voir imposer des pratiques non désirées ou pour lesquelles notre état ne nous a pas permis de donner notre consentement, et risque d'abus et de violences sexuelles. Sans parler des risques de dépendance induits par ces consommations et des conséquences somatiques du phénomène de « descente », qui peut engendrer crises de panique, hallucinations, passages à l'acte suicidaires...

23 - D'après l'enquête APACHES (Attentes et parcours liés au chemsex) menée en 2019 par l'Observatoire français des drogues et toxicomanies, un chemsexeur sur trois est séropositif.

Il y aurait beaucoup à dire sur les causes possibles de ce type de conduites, parmi lesquelles la recherche de désinhibition, le désir d'expérimenter de nouvelles pratiques, la difficulté à assumer une orientation sexuelle, l'envie de relever un défi, la recherche décuplée de sensations physiques d'excitation et de plaisir, la lutte contre un vide interne ou contre une humeur dépressive... le chemsex n'est en tous cas jamais une solution.

Les personnes qui pratiquent le chemsex sont en danger et nécessitent d'être accompagnées, *a minima* avec de l'information et des mesures de prévention des risques pour minimiser les conséquences sanitaires de leurs pratiques.

Sites d'information, associations de prévention, lieux de dépistage

Informations générales sur la sexualité

https://www.onsexprime.fr/

Lieux de consultation, contraception, dépistage

- Planning familial
  https://www.planning-familial.org/fr
  Tél. : 0 800 08 11 11 (numéro vert anonyme et gratuit)
- https://questionsexualite.fr/choisir-sa-contraception
- CEPF, centres de planification et d'éducation familiale
  https://ivg.gouv.fr/les-centres-de-planification-ou-d-education-familiale.html
- AIDES
  https://www.aides.org
  Tél. : 0 805 160 011 (gratuit depuis un poste fixe)
- CEGIDD, centre gratuit d'information, de dépistage et de diagnostic
  https://vih.org/cegidd/
- Les IST
  https://questionsexualite.fr/s-informer-sur-les-infections-et-les-maladies

Violences sexuelles et prévention

- CRIPS, centre régional d'information et de prévention du sida et pour la santé des jeunes
https://www.lecrips-idf.net/
Tél. : 01 84 03 96 96

- Vidéos consentement :
https://consentement.info/

- Vidéos infos violences sexuelles :
https://violences-sexuelles.info/

Addictions et prises de risques sexuels

- Les CJC, consultations jeunes consommateurs
https://www.drogues-info-service.fr/Tout-savoir-sur-les-drogues/Se-faire-aider/Les-Consultations-jeunes-consommateurs-CJC-une-aide-aux-jeunes-et-a-leur-entourage

- Les CSAPA, centres de soins, d'accompagnement et de prévention en addictologie
https://www.drogues-info-service.fr/Tout-savoir-sur-les-drogues/Se-faire-aider/L-aide-specialisee-ambulatoire#.XTCB13vgpQJ

- Les CAARUD, centres d'accueil et d'accompagnement à la réduction des risques liés à l'usage de drogue
https://www.drogues-info-service.fr/Tout-savoir-sur-les-drogues/Se-faire-aider/La-reduction-des-risques#.VJQ7XI4A8

Sortir du chemsex
Le groupe Facebook Info Chemsex permet d'échanger sur le sujet et d'y poser ses questions.
Aides a mis en place un numéro d'urgence WhatsApp (07 62 93 22 29) qui permet d'obtenir des conseils dans n'importe quelle situation 24/24 et 7/7.
La helpline des Narcotiques anonymes : 01 43 72 12 72 de 9 heures à 22 heures tous les jours.

Troubles sexuels

- Vaginisme et dyspareunies
https://www.lesclesdevenus.org/

Consulter un.e sexologue

- AIUS, Association interdisciplinaire postuniversitaire de sexologie
https://aius.fr/

- Qu'est-ce qu'un sexologue ?
https://www.trouverunsexologue.fr/articles/62889-qu-est-ce-qu-un-sexologue?header=%2Fpage%2F1197204-qu-est-ce-qu-un-sexologue

PROFITE
Ta relation est saine quand il…

1. Respecte tes décisions, tes désirs et tes goûts
2. Accepte tes amies, amis et ta famille
3. A confiance en toi
4. Est content quand tu te sens épanouie
5. S'assure de ton accord pour ce que vous faites ensemble

VIGILANCE, DIS STOP !
Il y a de la violence quand il…

6. Te fait du chantage si tu refuses de faire quelque chose
7. Rabaisse tes opinions et tes projets
8. Se moque de toi en public
9. Est jaloux et possessif en permanence
10. Te manipule
11. Contrôle tes sorties, habits, maquillage
12. Fouille tes textos, mails, applis
13. Insiste pour que tu lui envoies des photos intimes
14. T'isole de ta famille et de tes proches
15. T'oblige à regarder des films pornos

PROTÈGE-TOI, DEMANDE DE L'AIDE
Tu es en danger quand il…

16. T'humilie et te traite de folle quand tu lui fais des reproches
17. "Pète les plombs" lorsque quelque chose lui déplaît
18. Menace de se suicider à cause de toi
19. Menace de diffuser des photos intimes de toi
20. Te pousse, te tire, te gifle, te secoue, te frappe
21. Te touche les parties intimes sans ton consentement
22. T'oblige à avoir des relations sexuelles
23. Te menace avec une arme

24

Remerciements

À l'origine de tout projet, il y a une idée, qui pourrait rester à l'état de pensée volatile, si elle n'était partagée puis encouragée. Ce petit guide doit ainsi son existence à l'enthousiasme, au soutien et à la collaboration de nombreuses personnes. Qu'ils soient ici sincèrement remerciés : Dr Judith Fischer, Gilles Cohen-Solal, Jean Spiri, Valentin Bouvet, Dr Philippe Brenot, Dr Pierre Bondil, Dr Michel Ohayon, Marie Libbrecht, Maria Félix Frazao et Bleuenn Jaffres.

Un remerciement particulier à Cathy Karsenty qui a accepté, au nom de notre passion commune pour la natation, d'associer son talent malicieux à cet ouvrage !

Je remercie également tous les professionnels et directeurs de services de médecine préventive qui ont soutenu le projet en commandant des exemplaires du guide avant même sa parution.

Je remercie enfin ma famille, et particulièrement Francine, qui a mis à ma disposition un petit cocon pour pouvoir écrire, mes parents et mes frères pour leur amour sans faille, et mes précieux amis, sans qui je n'aurais certainement pas eu, en cette année particulière, l'énergie et le courage de mener à bien ce projet ambitieux : Sarah et Stéphane, Amandine, Cécile, Katell, Delphine P., Émilie et J.-C., Delphine C. et Sam, Dagmara, Steve, Sophie, Laurence, Frédéric, Cécilia, Philippe et Héloïse.

Photogravure : Les caméléons
Imprimée en France par Laballery - 111515
ISBN : 978-2-7491-7349-8